食欲の科学

食べるだけでは満たされない絶妙で皮肉なしくみ

櫻井　武　　著

ブルーバックス

装幀　芦澤泰偉・児崎雅淑
本文デザイン　斎藤ひさの（STUDIO BEAT）
図版　さくら工芸社
カバー写真　© Gary Rhijnsburger/Masterfile/amanaimages

はじめに

すべての動物は、食べなければ生きていくことはできない。そして、子どもにも献身的な努力をして、食べ物を与えている。

私たち人間も、自分が「食べる」ため、そして家族を「食べさせる」ために仕事に励んでいる。人と人とのつながりをとりもつにも食べ物は不可欠だ。人をもてなすとき、それは食事によってなされることが多い。バレンタインデーでは愛する人に甘いチョコレートを贈る。デートでも食事はひとつのキーポイントだ。食は愛情と深く結びついた、やさしさの象徴でもある。

中原中也の「別離」という詩は別れのつらさをうたった作品だが、その中に次のような一節がある。

何か、僕に、食べさして下さい。
何か、僕に、食べさして下さい。
　きんとんでもよい、何でもよい、
　　何か、僕に食べさして下さい！

いいえ、これは、僕の無理だ、
　こんなに、野道を歩いてゐながら
野道に、食物《たべもの》、ありはしない。
　ありません、ありはしません！

愛するひととの別れという絶望的な状況で、食べ物を与えられることは救いであり、恵みである。食べ物こそ情愛の象徴であり、それが得られないことを悲しみと絶望の象徴として痛切に描いている。

ヒトにとって、生物にとって、食べ物は生きるために必須のものであるがゆえに、食物とは特別のものであり、なによりもの「報酬」なのである。

大自然ではいまも厳かな自然の営みがなされている。弱肉強食の野生の世界で生き残るためになさなければならないことはたくさんあるが、何はなくともやらなくてはならないのが「食べる」ことだ。昔から動物にとって、いかにして食にありつくか、ということが生き抜くうえでの最重要課題だった。ペットを飼っている人は、餌をあげるときに彼らがどんなに喜び、興奮するかを見れば、動物にとって「食」がどれほどの意味をもっているかがわかるだろう。

長い進化の歴史を通じて、生物はつねに飢えにさらされてきた。本書で読み解いていく「摂食行動の制御システム」は、飢えによく対応できるよう必然的に進化したものである。生物にとっては飢えをしのぐことこそが、地球に誕生して以来の最大のテーマだったからである。

だがその一方で、進化をきわめた人類はいま、飽食の時代を迎えている。皮肉なことにそこでは、飢餓の時代に対応してきた生体システムがうまく対応できず、肥満とそれに伴うメタボリックシンドロームの脅威が先進国を中心に広がりつつある。また、生活スタイルや価値観の多様化のなか、神経性食欲不振症（いわゆる拒食症）をはじめとする摂食障害に苦しむ人も増加傾向にある。

初めて飢えを克服した生物であるヒトにとって、食欲はただ空腹を満たせばすむ欲求であるだけでなく、非常に複雑な要因から生み出され、あるいは抑制されてしまうものへと変質をとげたのである。このようなヒトの食欲は、1970年代までは、心理学的、行動学的な興味の対象だった。だが現代では、ヒトの食欲は明らかに脳の問題であることがわかってきている。「食欲」は究極的には脳がつくっているものである。脳が食欲を生み出すことによって私たちは空腹を感じているのだ。したがって、本書で取り扱っていく内容は必然的に、脳のメカニズムを中心に食欲をとらえようとするものになる。

摂食行動のメカニズムは、マウスやラットを中心とした実験動物によって解明されてきた。しかし、ヒトはほかの動物と比べてきわめて特殊な食生活を営んでいる。まず、多くの人は朝・昼・晩と、ほぼ規則正しい時間に食事を摂る。さらに、食事が習慣化し、空腹のためではなく「おいしいから食べる」、つまり、おいしさという報酬を得るために食べるという側面が、非常に大きくなっている。本書ではこうしたヒトの食生活の特殊性に踏み込み、私たちにとって食欲とはなにかを、現時点で確実なものとされている知見をもとにも、考察しようと思う。

基本的に食欲は、不足しているエネルギーを摂取するための機構である。そこで脳には、全身のエネルギーがどのくらい不足しているのか、あるいは足りているのかをモニターするシステムがある。エネルギーが不足している状態が、すなわち空腹である。空腹は行動に影響する。そして空腹によって「お腹がすいた」と感じ、摂食行動を引き起こすためには、脳の広汎な機能が必要である。摂食行動とは、食欲を感じ、食物を探す行動から、実際にそれを口に運び咀嚼《そしゃく》して飲み込み、消化して体内に栄養として取り込むことまでをも包括するものといってよい。こうした複雑な行動が引き起こしているのが、脳全体の機能なのである。

脳がエネルギー状態をモニターするシステム、そしてその情報が脳内に伝えられ、食行動へとつながっていくメカニズムを明らかにすることで、みなさんが日常感じている食欲や食行動に関する疑問にもお答えできるのではないかと思っている。

生命に深く根ざすシステムである食欲が、生きるためになくてはならないものであることに変わりはない。生命の根源的なところに強く結びつく欲求である食欲は、こころにも直結する。毎日の食事、そしてときおり贅沢をしていただく特別なご馳走に比肩しうる幸福は、人生のなかでもまれだろう。私たちの生活も心も、食に大きな影響を受けている。これほどまでに身近で大切なシステムである食欲について、少しだけ深く考え、見つめ直す機会を読者のみなさんに提供できれば幸いである。

なお、本書を出版するにあたり、大変お世話になった講談社ブルーバックスの山岸浩史氏と、私の研究室のメンバーたちに深く感謝の意を表したい。

食欲の科学

もくじ

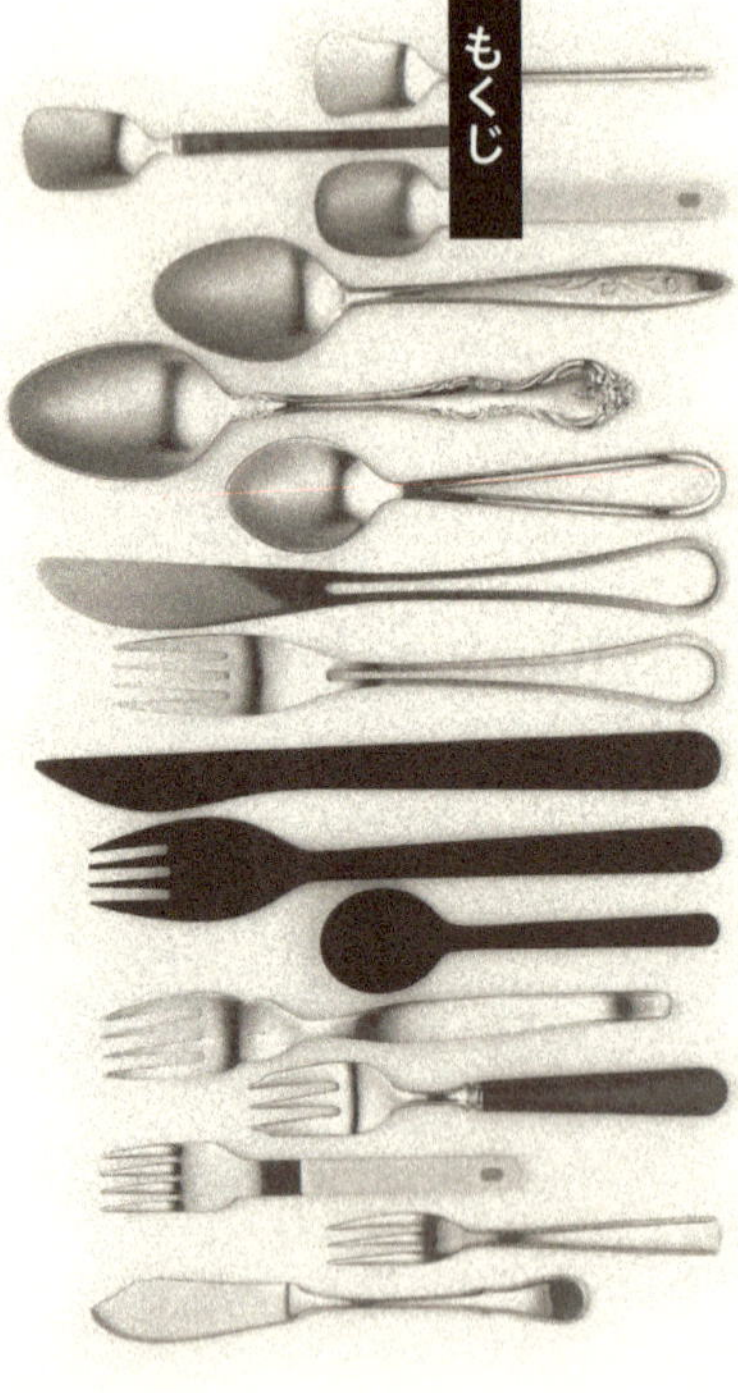

はじめに　3

第1章　食欲はどこから生まれるのか　13

体重は一定に保たれる　14
体重の恒常性と視床下部　18
デュアル・センター・セオリー（二重中枢説）　20

リポスタティック・セオリー（脂肪定常説）　23
グルコスタティック・セオリー（糖定常説）　27
グルコースを感知するニューロン　28

第2章　レプチン発見物語――*ob*遺伝子との長い戦い　33

ラスカー賞に輝いたフリードマンの発見　34
コールマンと肥満マウスの出会い　35
ob/ob マウスと *db/db* マウス　36
驚くべき実験結果　39
未知の食欲制御因子　40
フリードマンらの果敢な挑戦　43
ついに発見されたレプチン　46
レプチンがもたらしたインパクト　48
レプチンは肥満者の福音となったか？　51
レプチンの「減少」が飢餓感をもたらす　54

第3章　レプチン発見がもたらした波　57

レプチンはメッセンジャー　59
レプチン受容体の発見　61
レプチンの作用部位　62
弓状核のはたらき①NPY　64
弓状核のはたらき②αMSH　67
ブレーキとアクセル　72
弓状核のほかにも作用部位が　75

第4章　二次ニューロンの機能　77

レプチンとは別の食欲制御システム　78
弓状核から二次ニューロンへ　82
外側野の3種の脳内物質　83
メラニン凝集ホルモン（MCH）　84
オレキシン　88
QRFP　94
外側野への入力系　96
室傍核の機能　97
室傍核と食べ物の嗜好性　100

第5章　視床下部から行動へ　103

食欲は脳のどこに表現されているのか　105
報酬の原点は「食」　108
報酬系の機能　110
自動化された摂食行動!?　113
大脳基底核の機能　115
視床下部から線条体へ　119
脳幹への出力　122
そのほかの脳部位の役割　123

第6章 ヒトの食欲と食生活 127

ダイエットは国ぐるみで 128
日本人は肥満への耐性が低い 133
肥満はなぜ健康に悪いのか 134
内分泌器官としての脂肪細胞 136
〝善玉〟は減り〝悪玉〟ばかりが増える 139
肥満は子孫にも影響する！ 141
2つの摂食障害 143
神経性食欲不振症の恐怖 146
神経性大食症の病態 149
食欲への心理学的な効果 150
「新しい脳」の反乱 153

第7章 食欲に関する日常の疑問 155

Q 食べすぎにならないコツとは？ 156
Q 腹時計の正体は？ 159
Q お腹がすいているとなぜ眠れない？ 161
Q 病気になるとなぜ食欲がなくなる？ 164
Q 「別腹」って本当にあるの？ 166
Q 好き嫌いがあるのはなぜ？ 167

第8章　食欲の制御は可能か？　173

レプチン抵抗性は乗り越えられるか　174
現在使われている食欲抑制薬　176
開発が期待される食欲抑制薬　179
胃バイパス手術　181
脳手術による食欲の制御　182

おわりに　188

参考文献　194

さくいん　202

第1章

食欲はどこから生まれるのか

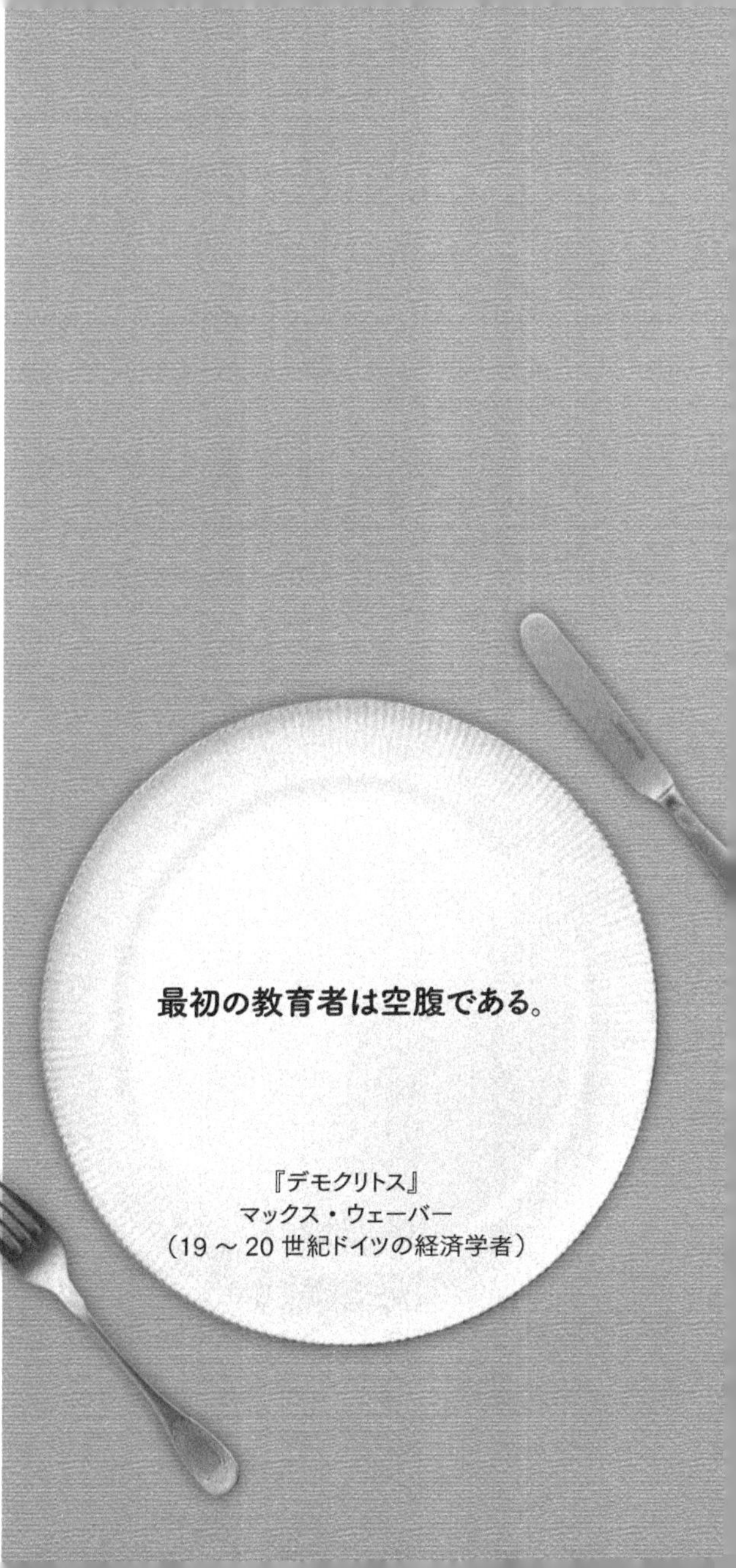

最初の教育者は空腹である。

『デモクリトス』
マックス・ウェーバー
（19 ～ 20 世紀ドイツの経済学者）

体重は一定に保たれる

　ハリウッドを代表する美人女優シャーリーズ・セロンは、2003年の出演作『モンスター』で実在の連続殺人犯アイリーン・ウォーノスを熱演し、アカデミー主演女優賞、ベルリン国際映画祭銀熊賞、ゴールデングローブ賞 主演女優賞（ドラマ部門）などを受賞した。セロンはこの作品での役作りのため、脂質や糖分をたっぷり含むドーナツを大量に食べて14kgも体重を増やしたという。贅肉が背中や脇腹にたっぷりとつき、ウエストのくびれは痕跡すらなくなり、あまりの変貌ぶりに飼っていた愛犬までもが逃げ出した。しかし、撮影終了後には徹底した食事の管理とエクササイズに取り組み、わずか4週間で14kgの減量に成功し、セロンは美貌をとりもどした。つまり何も失うことなく、完全にもとの状態に戻ったのだ。賞賛されるべき努力であるが、実は、動物には本来、体重を一定に保つ機能が備わっている。彼女の体重が元に戻るのは自然の摂理でもあったのだ。

　かつてヴァーモント大学のイーサン・シムズは、痩せた囚人を被験者として募り、日々、通常の2倍の食事を摂らせてみるという実験をした。多くの被験者はよろこんで実験に参加した。実験開始当初には、彼らは楽々と2倍の食事を摂ることができた。だが、太っていくにつれ、食べることが苦痛に変わっていくことに気づきはじめ、脱落者が増えていった。予定されていた20

0日の実験に最後まで残ったのはごくわずかで、増えた体重は平均して10kg程度だったという。体重が増えると食べられる量が減ってしまう。つまり、体重が増えると食欲にマイナスの影響があるのだ。そして実験をやめれば、ほとんどの参加者はもとの体重に戻った。

現代の先進国では飢餓を体験することは少ないが、戦争や被災で飢餓を体験した人たちは、強迫的に「食べ物」のことを考えなくてはいられなくなるという。さまざまな食べ物がとめどなく脳裏に浮かんで、消すことができなくなるのだ。これは飢餓に直面したヒトに共通して起こることのようだ。極限の状態では、腐肉や人肉すら食べたいと思うところまで追いつめられる。飢餓のあとに食事にありつければ、我を忘れて食べ続ける期間がしばらく続く。

体重が増えようと減ろうと、どちらにしても身体は体重をもとの状態まで戻すために必死なのだ。そして食への欲求を発しているのが、われわれの脳だ。明らかに脳は、身体の状態の影響を受けている。

私たちの日常のことを考えてみよう。みなさんは毎日、体重を量っているだろうか？　数キログラムの変動はあるものの長期的に見れば、成長期でないかぎりはとくにカロリー計算などをせずとも、ほぼ一定に保たれているのではないだろうか。みなさんはこれを、体重を意識することによる精神や意志の力だと思っているかもしれない。しかし、みなさんはときには豪勢な食事をすることもあるし、テレビを見ながらスナック菓子をたくさん食べることもあるだろう。積極的に運動をするときもあれば、1週間くらいあまり動かないときもあるだろう。それにもかかわらず体重が比較的一定なのは、驚くべきことではないだろうか。

こんな実験がある。ラットに食餌制限をさせると、みるみるうちに体重が減っていく。たとえば400gほどの体重のラットに与える餌の量を通常の半分ほどにすれば、30日ほどで体重は300gほどまで減ってしまう。しかし、また自由に餌を食べられるようにすれば、急速に体重は戻り、もとの400gに達して安定する。

今度は、同じラットに無理矢理に餌を食べさせてみる。ちょっとかわいそうだが、漏斗《ろうと》のようなものを用いてラットの胃に餌を押し込み、通常の1・5倍ほどの量を食べさせてみる。すると、30日もすれば体重は500gにも達する。しかし、そのあと自由に食べられるようにしてやると、体重は急速に減り、もとの400gに戻る。まるでエアコンを22℃にセットするとその値に保たれるように、体重にも設定値（セットポイント）があるのだ。このラットは体重が400gにセットされているのだろう。なにもヒトの精神などをもち出さなくとも、ラットのような動物でも体重は一定に保たれるのである（図1－1）。

たとえば体重60kgのヒトには60kgというセットポイントがあり、多少の変動があってもこの値に戻るようにできている。多少食べ過ぎた日があったり、満足に食べられない日があったりしても、ふつうは心配することはない。多少の変動はあるが、体重はじきに元に戻る。つまり、体重

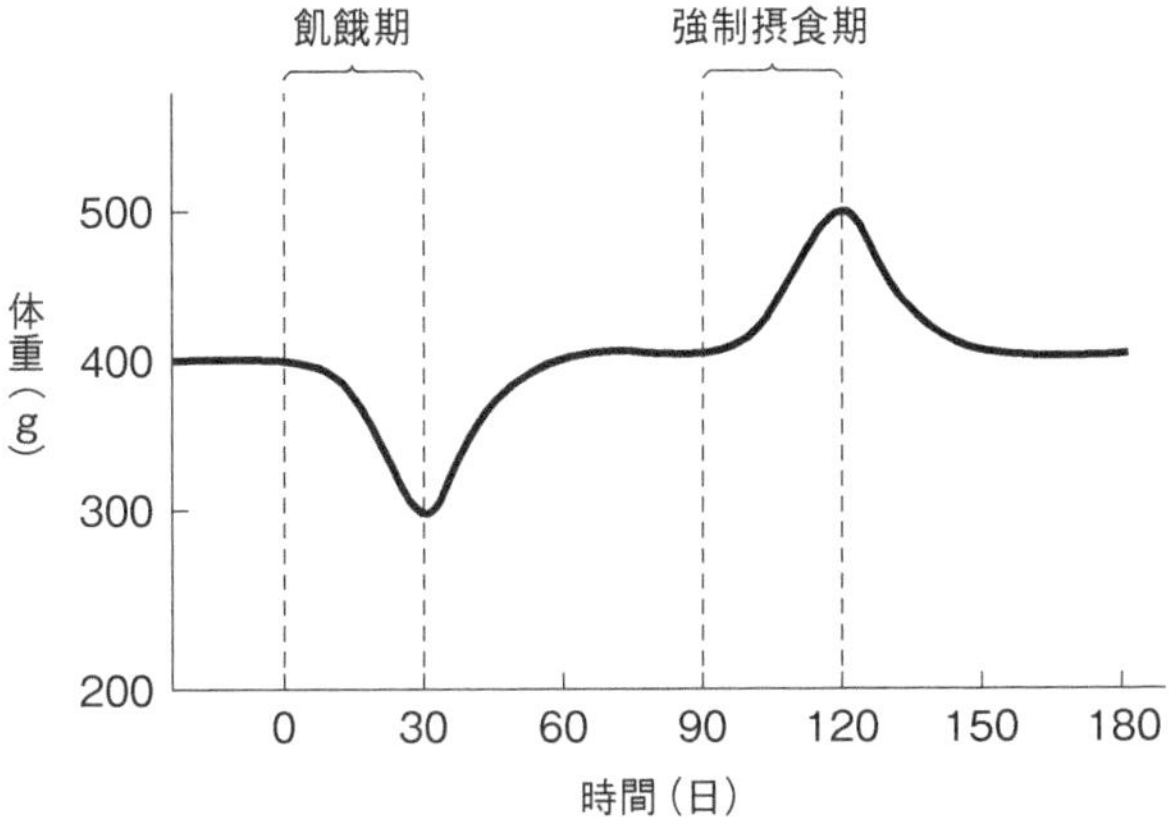

図１－１　設定値付近で維持されるラットの体重　飢餓状態で体重が減少しても、食べ物が手に入るようになればすぐに増加する。強制的に食べさせて体重が増えても、自由に食べる量を決められるようにするとやがてもとの値まで減少する

というのは一定に保たれる性質が本来あるものなのである。

「いや、そんなことはない。私の体重は増え続けている！」と思われる方もいるかもしれない。だが体重が増え続けたり、減り続けたりするのは、実は、生物学的にはどこかになんらかの問題があることになるのだ。どんな問題があるのかは、のちのちの章で見ていくこととする。

ここで知っておいていただきたいのは、①本来、体重は一定に保たれるということ。そして、②それを実現するための手段のひとつとして脳が食欲を調節すること、したがって③脳が体重の情報を感知するためのメカニズムがあるはずだ、ということである。

体重の恒常性と視床下部

このように体重が一定に保たれることを「体重の恒常性」という。恒常性という言葉は、その状態が一定の変動の範囲内に保たれているという意味だ。たとえば体温や、血液中のさまざまなホルモンの濃度などは狭い変動幅に保たれており、それらの恒常性を保つ機能が体内ではたらいていることがわかる。

身体のいろいろな機能の恒常性をつかさどっているのは、大脳の深部にある視床下部という部分である。視床下部は、内分泌系や自律神経をコントロールして体内の活動を調節し、恒常性を保っている。そして食欲も、視床下部でコントロールされているのだ。

体重の恒常性は驚くべき精密なメカニズムである。みなさんが毎日、正確にカロリー計算をしなくても体重がかなりの正確さで一定に保たれているのも、視床下部で必要カロリーが計算され、食欲をコントロールするとともに、自律神経や内分泌を介して基礎代謝をコントロールすることによって体重が調節されているからなのである。たとえば、私は昨年1年間で、重量にして約600kg以上もの食事を胃袋に送り込んだ。しかし、元旦と大晦日で体重の差は数百gしかなかった。これは驚くべきことではないだろうか。

ここで「視床下部」について少し説明しておこう。視床下部は大脳のもっとも内側にあり、体内の活動を調節するのに不可欠の役割をはたしている（図1－2）。視床下部の容積は脳全体の

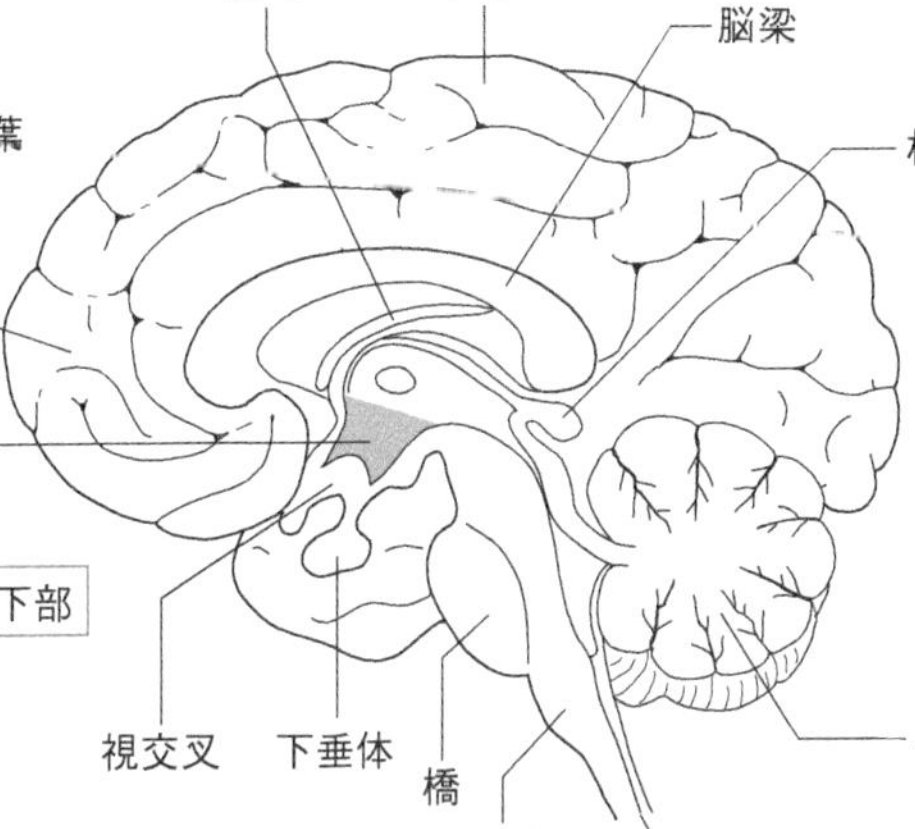

図１－２　ヒトの脳の構造

１％にも満たない（ヒトの場合、重さにしてわずか約４g）が、体のはたらきに重要な影響を与えている。とくに体温や血圧、ホルモンの血中濃度、自律神経系の機能などと深い関係があり、恒常性の維持をつかさどっている。

食欲や睡眠などの基本的欲求の制御にも、視床下部が深く関わっている。この部分はまた、情動とも関連が深い。たとえば、恐怖や興奮は大脳辺縁系から視床下部に伝えられ、自律神経系やホルモンの分泌に大きな影響を与える。さらに、視床下部の視交叉上核という部分は、サーカディアンリズム（体内時計）の役割をしている。

ひとことで言うなら視床下部は、身体の状態を外界にあわせて最適な状態にセッティングするための装置である。そのために、恒常性を維持し、個体や種の保存をするための機能をもっている。

こうした機能をもっている視床下部に、食欲に関する重要な部分が存在するわけである。

デュアル・センター・セオリー（二重中枢説）

視床下部が食欲のコントロールに重要な役割をはたしていることが、どのようにして明らかにされてきたのかを見ていこう。

ときは1942年にさかのぼる。当時、脳の機能を調べるには、特定の部位を破壊して何が起こるのかを見る、という手法が主流だった。ノースウェスタン大学のヘザリントンとランソンは、ラットの視床下部のある部分を壊すと食欲に大きな変化が起こることを発見した。視床下部の腹内側核という部分を破壊すると、ラットはどんなに食べても食べるのをやめることができなくなり、どんどん食べ続けて肥満になってしまうのだ。このことはのちに、エール大学のブロベックによっても確認されている。

1951年、そのブロベックはアナンドとともに、ラットやネコの視床下部の外側野という部分を破壊すると、逆に食べる量が著しく減ってしまうことを発見した。場合によっては餓死してしまう動物もいた。また、影響を受けたのは食欲だけではなかった。飲水量も大きく減り、活動

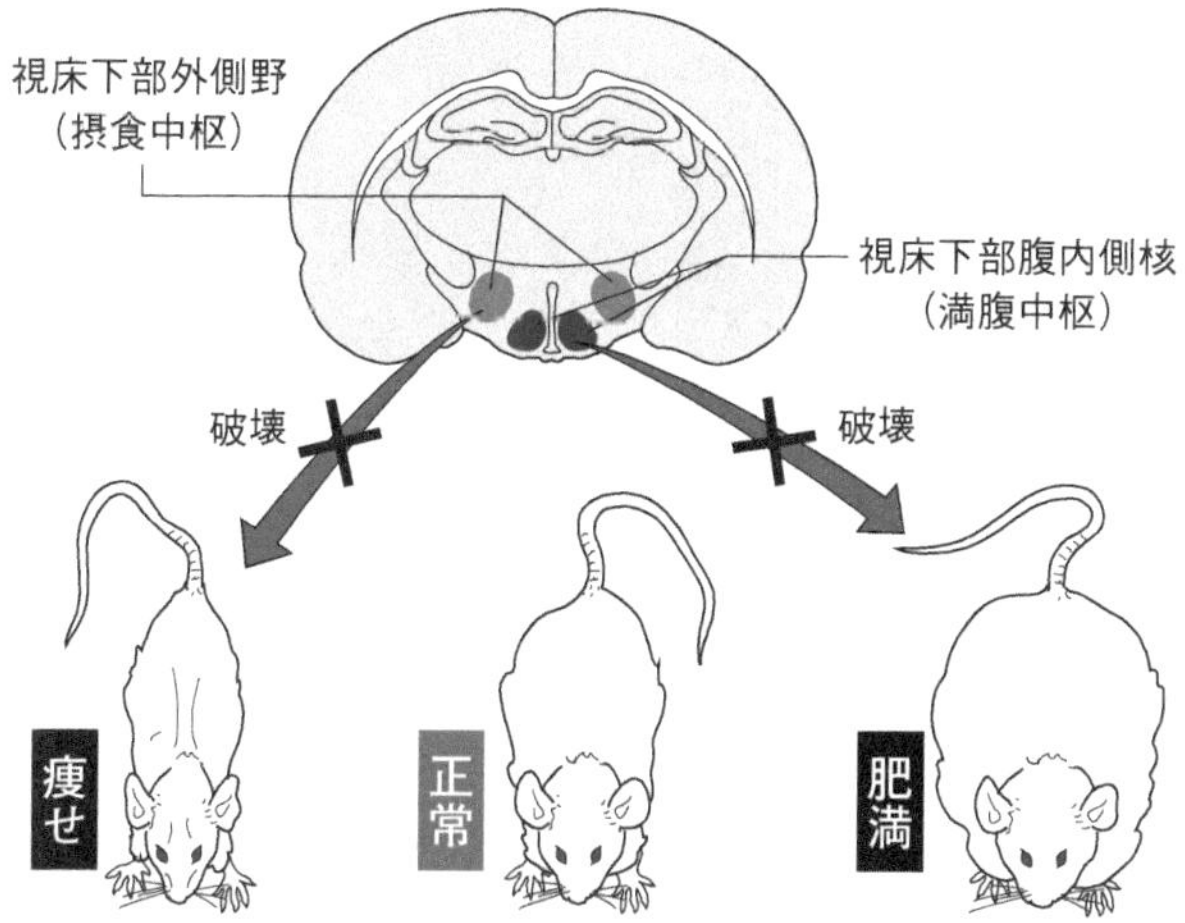

図１－３　摂食中枢と満腹中枢　ラットは摂食中枢を損傷すると痩せ、満腹中枢を損傷すると太る

性も落ちて、とてもおとなしくなってしまったのだ。

これらの実験から、食欲は視床下部で調節され、はたらきが相反する2つの中枢があるという説が唱えられた。そして腹内側核は「満腹中枢」、外側野は「摂食中枢」と呼ばれるようになった。（図1－3）。摂食中枢がはたらくと食欲が起こり、満腹中枢がはたらくと食欲がおさまるというわけである。しかも摂食中枢である外側野には、食欲だけではなく、動機（やる気）や覚醒とも関係が深い部分があるらしい。いや、もしかしたらこれらの機能は、まさに食欲そのものなのではないだろうか。「ハングリー精神」という言葉が、ハングリー（空腹）という意味以上に「やる気」という意味合いが強いように。

摂食中枢と満腹中枢の機能は、それぞれの中枢を電気刺激することによっても確かめられた。**視床下部の外側野には食行動をつかさどる「摂食中枢」があり、腹内側核には満腹をつかさどる「満腹中枢」がある。**食欲がこの2つの相反する機能をもつ中枢によってコントロールされるとする説を「デュアル・センター・セオリー（二重中枢説）」と呼ぶ。

この説はヒトにおいてもあてはまる。脳腫瘍などで視床下部外側野の障害が起こったときに引き起こされる症状は「視床下部外側症候群」と呼ばれ、食欲不振をもたらす。一方、腹内側核の損傷では、過食と肥満が主な症状である「視床下部腹内側症候群」があらわれるのである。

しかし、ここで素朴な疑問が生まれるだろう。「お腹がすく」という現象は、全身のエネルギーが不足しているということではないか。お腹がすくのは体全体であって、脳だけではない。なのに、なぜ脳が食欲を引き起こしたり抑えたりしているのだろうか？

脳はそれ自体、エネルギーをたくさん必要とする装置である。わずか1・5kgしかない脳は、全身の消費カロリーの実に20％を消費しているという。すると、全身のエネルギーがどうであれ脳自身のエネルギーが不足したとき、SOS信号となって食欲を感じているのだろうか。

いや、そうではなかろう。脳はとても贅沢なシステムであり、体内でもっとも過保護にされている臓器である。たとえば大出血があると、身体はほかの臓器を犠牲にしてでも脳の血流をできるかぎり守ろうとする。ご存じのように、ほんの少しの間でも酸素供給がとだえれば、脳は致命

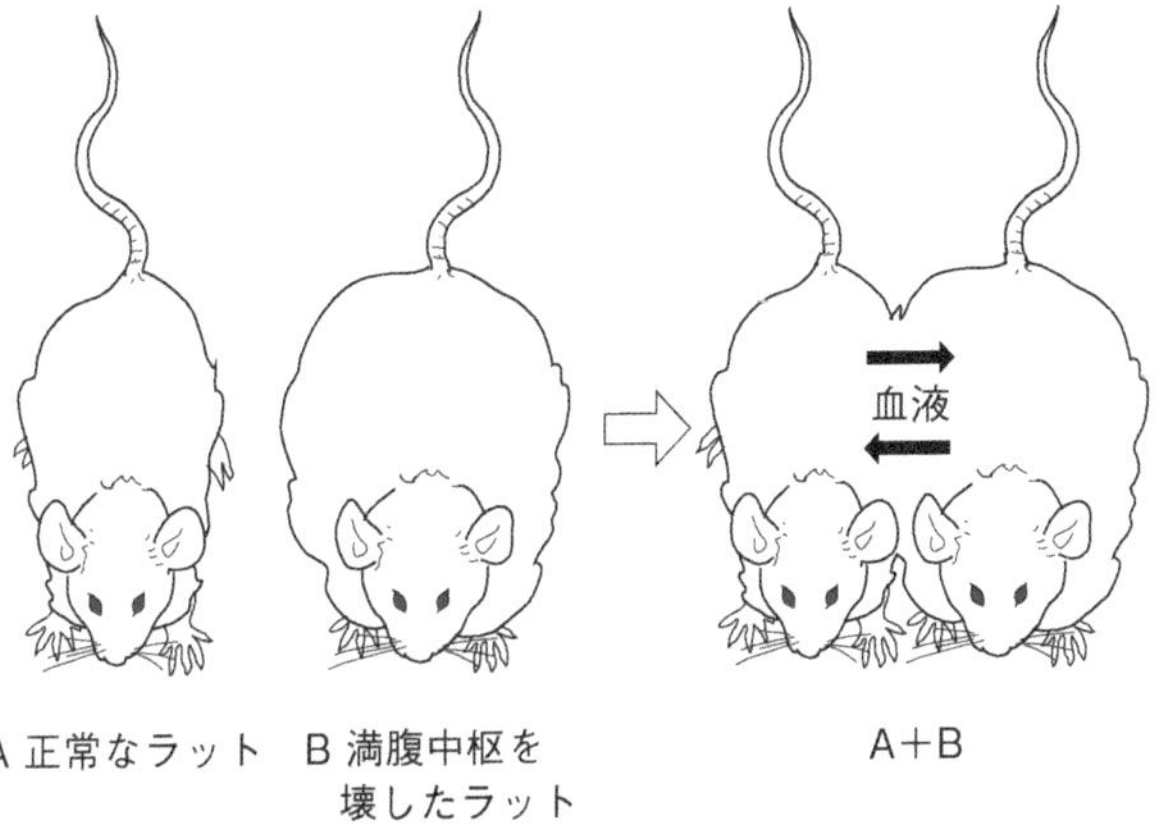

図１－４　併体結合（パラビオーシス）

的なダメージを受ける。同様に、エネルギーであるグルコースの、全身から脳への供給がほんの数分でもとだえれば、意識は消失し、死に至る。これは、脳がまっさきにエネルギー不足を感じるのでは遅すぎるということである。

つまり、身体全体のエネルギー不足を脳がなんらかの方法で感知して、エネルギーを補う行動をとらせるために空腹感を演出していると考えるほうが、理にかなっている。

では、身体のエネルギー不足はどのようにして脳の視床下部に伝えられるのだろうか。この問題については長い間、多くの議論がかわされてきた。

リポスタティック・セオリー（脂肪定常説）

視床下部に食欲に関わる重要な部分が存在することが明らかになると、１９５０年代にイギリスの生理学者ハーヴィは、視床下部腹内側核（満腹中枢）の障害が過食と肥満をもたらすメカニズムをさらにくわしく解析しようとした。

彼は満腹中枢を壊したラットと正常のラットを、併体結合（パラビオーシス）という方法で結合してみた。少々乱暴だが、ラットの腹部の皮膚を切開し、腹膜もあわせて別のラットと縫い合わせてしまうという実験である（図1－4）。併体結合をすると、2匹のラットの血液中の分子は、縫合部を介して行き来できるようになる。満腹中枢が壊れることによって、血液になんらかの変化が生じている可能性をハーヴィは考えたのだ。

「満腹中枢が壊れると過食と肥満が起こるのは、体重の維持に必要な、血液中のなんらかの因子を失うためではないか？」

そのような因子がなくなるために食欲が制御できなくなるのではないか。これがハーヴィの仮説だった。もしこれが正しければ、満腹中枢を壊されたラットの過食や肥満は、併体結合によって正常なラットの血液が流れ込むことで、解消されるはずである。

しかし併体結合をしても、満腹中枢を壊されたラットの過食にも肥満にも変化はなかった。したがって、過食や肥満はなんらかの因子が足りなくなったことが原因ではないと考えられた。ところが、正常なほうのラットに大きな変化が起こった。食が細り、みるみるうちに痩せていったのである。想定とは逆に、満腹中枢を壊したラットの血液中のなんらかの因子が、正常なラ

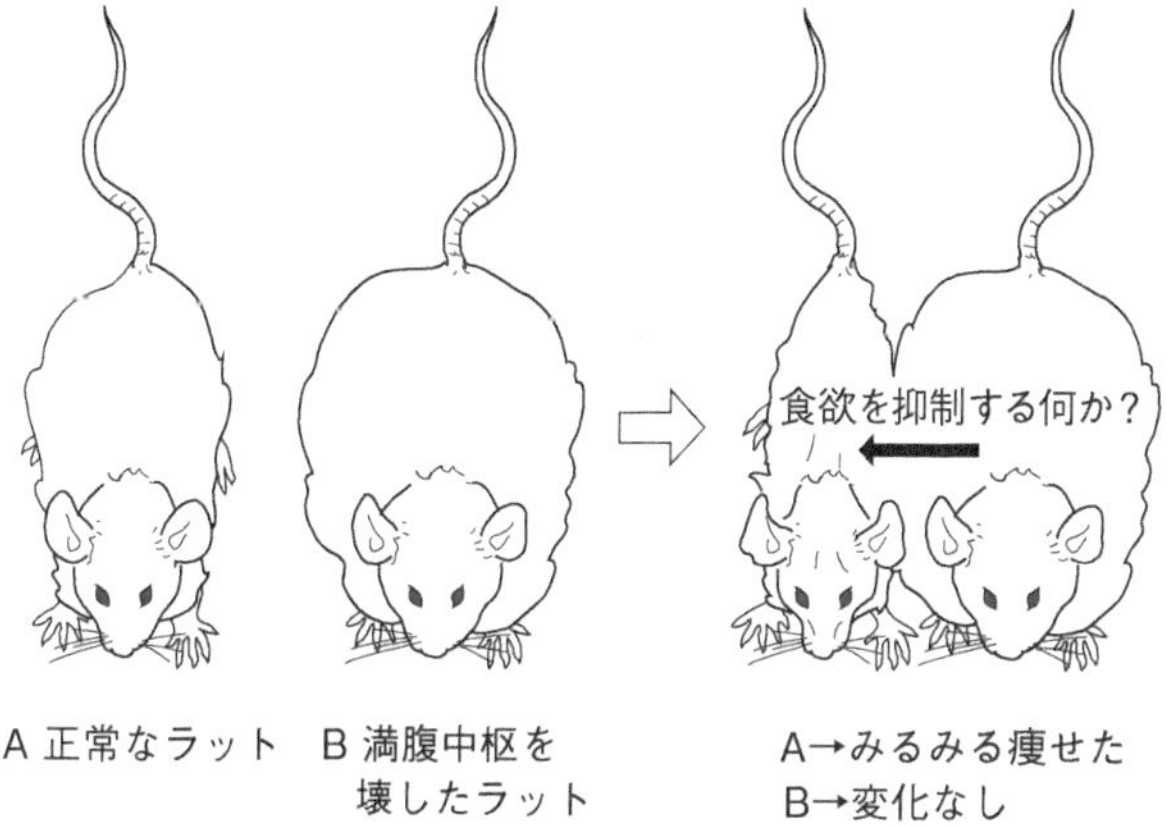

図１－５　併体結合の実験結果を解釈すると…

ットの食欲に影響をおよぼしたと考えられた。次に併体結合をしたまま正常なラットの満腹中枢を壊してみると、今度は正常なラットがどんどん食べるようになり、みるみるうちに太っていった。

この現象をハーヴィはこう説明した。

「満腹中枢を壊されたラットは肥満になったことで、体内に〝食欲を抑制する何か〟が増えているのではないか。しかし満腹中枢を壊されているために、その〝食欲を抑制する何か〟を脳で感じることができないのだろう。ところが、併体結合された正常なラットの満腹中枢にはその〝何か〟が影響をおよぼし、食欲を失わせたのではないか」（図１－５）

ハーヴィがこう考えた一方で、１９５３年にイギリスの生物学者ゴードン・ケネディは次のような理論を提唱した。

体重が一定に保たれるには、食欲のコントロールが必須である。食欲が視床下部を含む脳で生まれるのは、脳が身体にどの程度の脂肪があるかを感知し、食欲とエネルギーの消費を制御して、体重の「セットポイント」を維持するようにできているからであろう、という考え方である。ケネディは、脂肪細胞がなんらかの因子を介して脳に情報を送っていると考え、この因子を「リポスタット」と名づけた。

ハーヴィはケネディのリポスタット仮説に注目し、自身の実験結果から想定した〝食欲を抑制する何か〟こそ、リポスタットなのではないかと考えた。つまり「脂肪が分泌するリポスタットが視床下部を介して食欲を抑制しているのではないか」と考え、次のような仮説を立てた。「肥満になると脂肪細胞が増えるため、リポスタットが増える。そして、リポスタットが視床下部の腹内側核（満腹中枢）を刺激して、食欲を抑制するのだろう。だから、満腹中枢を壊すと食欲を抑制できなくなり、太るのだろう」

その頃、ロックフェラー大学で小児科医として内分泌学を研究していたルディ・レイベルもこの説に賛同し、さらにこの「脂肪からのシグナル（リポスタット）」は食欲のみならず、生殖能力にも関係があるのではないか、と考えた。なぜなら、女性が生殖能力を維持するためには、最低でも12％程度の体脂肪が必要であることがわかっていたからだ。つまり、栄養状態のよくない女性には子を産み、育児をする余裕がないと考えれば、体重が減ると生殖能力が低下するしくみは理にかなっているともいえる。こうした、脂肪細胞の量を一定に保つべく、脳が食欲をコントロールしているとする説を「リポスタティック・セオリー（脂肪定常説）」と呼ぶ。そして脂肪細胞から脳へ送られる情報を伝える因子が「リポスタット」というわけだ。

その後、レイベルは、リポスタットの正体は中性脂肪（トリグリセリド）が分解してできるグリセロールではないかと考え、動物やヒトに投与してみたが、その結果は否定的なものであった。

グルコスタティック・セオリー（糖定常説）

だが、リポスタティック・セオリーはやがて、もうひとつの説に凌駕されていくことになる。

1955年にメイヤーは、視床下部には血中のグルコースの濃度を検知するニューロン（神経細胞）が存在し、グルコース濃度が上昇すると摂食中枢が抑制され、満腹中枢が刺激されるのではないかとする「グルコスタティック・セオリー」（糖定常説）を提唱した。グルコース濃度が低下すると逆のことが起こり、空腹感を感じるとともに摂食行動が惹起されるというわけだ（「ニューロン（神経細胞）」については、章末の解説を参照していただきたい）。グルコースはブドウ糖とも呼ばれる糖の一種で、細胞内の解糖系で代謝されてエネルギーとなる。

たしかに私たちも空腹感を感じたときに「血糖値が下がった」などと表現することがある。血糖値とは、血中グルコース濃度のことだ。この説によれば、全身の血糖値が下がれば、脳内のグルコース濃度も下がり、それがニューロンに影響して食欲を感じさせるということになる。

この説は私たちが日常経験している満腹感や空腹感をうまく説明できるので、広く受け入れられていった。つまり食事を摂れば、すぐに血糖値が上がり、それが脳内のグルコース濃度の上昇に結びつき、視床下部のニューロンの活動に影響を与えて満腹感を惹起させる。逆に空腹感は、血糖値が下がったことを脳が感知して惹起されるというわけだ。

１９６１年にアナンドはこの説をさらに詳細に定義して、血中グルコース濃度が上昇すると、満腹中枢のニューロン活動が促進され、摂食中枢のニューロン活動は低下するのではないかと考えた。要は血液中のグルコースが情報として脳に伝わり、それによって脳は全身のエネルギー状態を判断して、それに応じて食欲をコントロールしているというのである。

グルコースを感知するニューロン

しかし、この時点では血糖値、つまりグルコースを感知するニューロンが実在するかどうかはわかっていなかった。１９６９年、大村裕博士（当時の金沢大学教授、現九州大学名誉教授）らは、微小複合電極でラットの視床下部の各部にグルコースを微量投与しながら、単一ニューロンの電気的活動をモニターするという、当時としてはきわめて高度な実験を行った。微小なガラス電極をラットの視床下部に刺し入れ、ここから単一ニューロンの電気活動をモニターしながら、グルコースを投与して活動電位の変動を調べた結果、実際にグルコースによって興奮するニューロン（グルコース受容ニューロン）が腹内側核（満腹中枢）に、またグルコースによって抑制されるニューロン（グルコース感受性ニューロン）が視床下部外側野（摂食中枢）に多く存在することを証明してみせたのである。

さらに、これらのニューロンの活動は脂肪酸によっても影響を受けることが明らかになった。グルコースによって興奮するグルコース受容ニューロン（いわば満腹ニューロン）は脂肪酸によって活動が減り、グルコースによって抑制されるグルコース感受性ニューロン（いわば空腹ニューロン）は脂肪酸によって活動が増えたのである。脂肪酸は中性脂肪が分解されて、血液中に放出されたものだ。空腹時には血糖値が下がることで、インスリンというホルモンの濃度も下がる。インスリン濃度が下がると、脂肪酸が脂肪細胞から放出されて血液中の脂肪酸が増える。したがって空腹時には、血糖値が下がり脂肪酸が増えることで摂食中枢のニューロンが活動を上げ、満腹中枢のニューロンが活動を下げると考えられた。

グルコスタティック・セオリー（糖定常説）の台頭によって、ケネディやハーヴィらが唱えたリポスタティック・セオリー（脂肪定常説）は忘れられていった。グルコースや脂肪酸という既知の物質が摂食中枢のニューロンに影響を与えることがわかったことで、脂肪細胞が発信するリポスタットなどという未知の情報を考える必要はなくなったかに思えたからである。

しかしリポスタットの驚くべき正体は、20世紀の最後に明らかにされていくことになる。

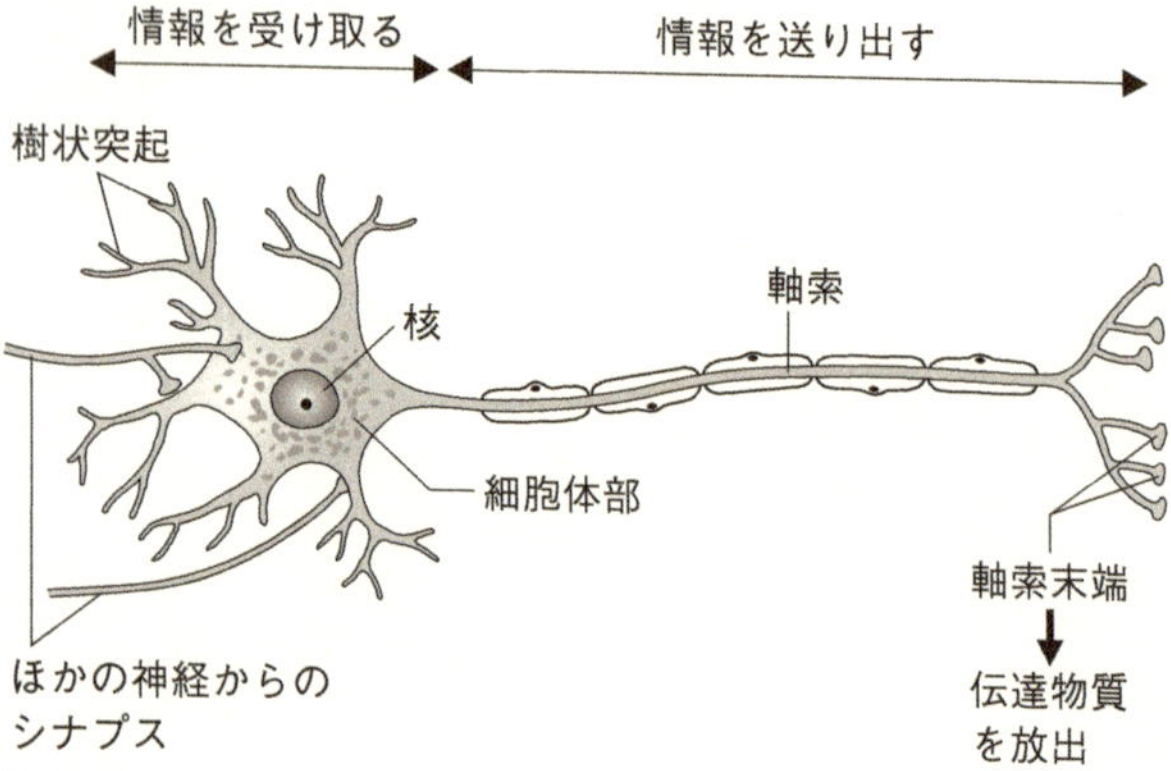

図1－6　ニューロンの構造

【解説】ニューロンと活動電位

脳の機能は情報の伝達と処理を担う細胞、つまりニューロン（神経細胞）によって支えられている（図1－6）。

ヒトの脳には約1000億のニューロンが存在し、それらは情報処理装置としての特徴を備えている。具体的には、情報を受け取る突起（樹状突起）と、情報を送り出す突起（軸索）をもっていることである。樹状突起は細胞体（細胞の中心部）から複数が出て、さらに枝分かれしている。軸索は細胞体から出るときは1本だが、分枝してほかのニューロンの樹状突起や細胞体に接している。視床下部で情報を処理しているのもニューロンだ。

ニューロンを含むすべての細胞は通常、細胞内の電位が負に、細胞外の電位が正になっている。これを分極という。細胞内の電位がゼロの方向（つまり＋方向）に振れることを脱分極という。脱分極があるレベル（閾《いき》値《ち》）に達すると、電位は急速かつごく短時間だけ脱分極方向に大きく振れる。これを活動電位（アクションポテンシャル）と呼ぶ。

活動電位はすぐ隣の細胞膜に脱分極を引き起こすため、隣の細胞にも活動電位が生じることになる。このように活動電位は電気現象であるが、電流のように流れていくわけではなく、ドミノ倒しのように軸索を伝わっていく。このシステムによって、神経細胞が伝える情報は、電流のように進むにつれて減衰することなく、デジタル信号として遠くまで伝えられるのである。

活動電位が生じることをふつう「発火する」と表現する。とくに速い伝達を必要とするニューロンの軸索には、髄鞘という絶縁体のような構造があり、活動電位の伝導を飛び飛びにすることにより、速い伝達を可能にしている。これを跳躍伝導という。

ニューロンは軸索を伸ばし、他のニューロンの樹状突起や軸索において、シナプスという構造を介して接する。軸索の末端からは、神経伝達物質と総称される化学物質が放出されて、他のニューロンに情報を伝える。１つのニューロンは数千ものシナプスをもっている。

第2章

レプチン発見物語——*ob*遺伝子との長い戦い

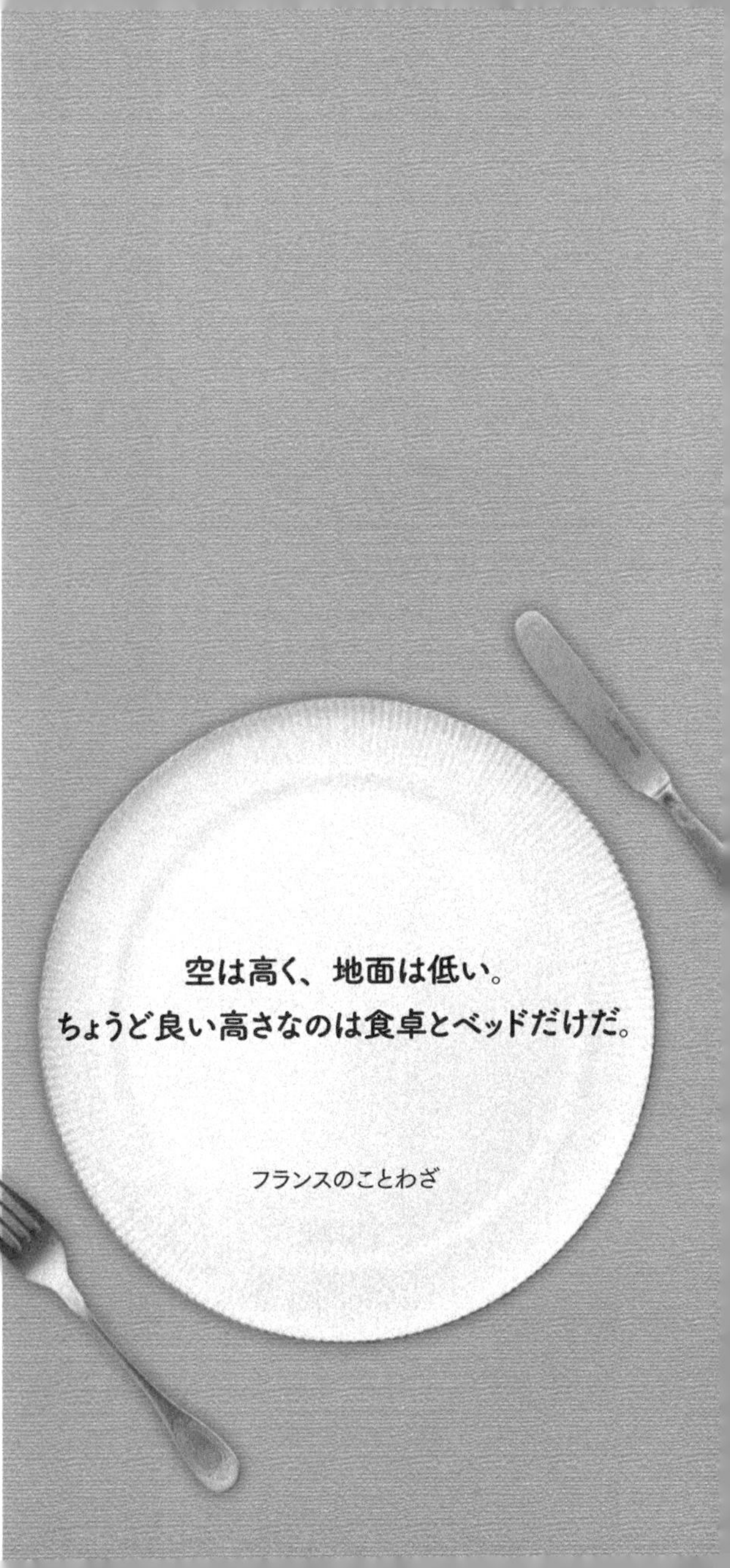

空は高く、地面は低い。
ちょうど良い高さなのは食卓とベッドだけだ。

フランスのことわざ

ラスカー賞に輝いたフリードマンの発見

1980年代後半、医学・生物学研究に分子生物学の大きな波がおとずれた。さまざまな機能をはたす分子を、それをコードする遺伝子配列やその機能を読み解くことにより解明する分子生物学は、革命的な技術だった。摂食行動の研究にもいずれ分子生物学のメスが入ることは明らかだったが、ほかの生物学的な研究分野に比べて、食欲の研究においては大きな進展はなかなか見られなかった。

その重い扉を大きく開放し、分子生物学の潮流を摂食行動研究のフィールドに呼び込んだのはロックフェラー大学のジェフリー・フリードマン教授らの研究グループであった。フリードマンらは、脂肪細胞から分泌され、視床下部にはたらいて食欲と体重の制御に絶大な機能をはたすホルモン「レプチン」を発見したのである。この発見は、摂食行動の研究における最近15年間の、パラダイム・シフトともいえる大きな波をつくり出すものだった。

レプチンの発見により、フリードマンは2010年度のラスカー賞（基礎医学賞）を受賞した。ラスカー賞は米国の医学関係の賞ではもっとも権威が高いとされているが、レプチンの発見は肥満研究を分子レベルに導いたブレークスルーであり、誰もが当然と認める受賞だった。将来のノーベル医学生理学賞受賞は確実という人も多い。

ただ、フリードマン自身はラスカー賞受賞に寄せたコラムの中で、みずからの功績は偉大な先人たちの業績のおかげでなされたものだと述べている。実はレプチン発見のきっかけとなった最初の一石は、その40年以上も前に投じられていたのである。

大きな発見の多くは、その背後に偉大な研究者たちの並々ならぬ苦心が積み重なっている。科学は決して無から何かを生んでいるわけではない。数えきれない先人たちの努力と知恵にみちびかれて、初めて発見に至るのである。この章では、レプチン発見までの歴史をたどっていくことにしよう。

ジャクソン研究所のマウスの集団にランダムに発生した肥満マウスが、その物語のはじまりである。

コールマンと肥満マウスの出会い

「現代医学と生命科学の進歩にもっとも貢献したものは何か？」

もちろん多くの研究者の多大な努力が重要な役割をはたしてきたが、この問いへのひとつの答えとして「マウス」を挙げる人は多い。いまや遺伝子改変マウスによる解析は、医学・生物学実験の常套手段となっている。

マウスは世代交代が早いため、ほかの動物ではおそろしく時間がかかるような遺伝学的な実験も比較的短期間で可能になる。また、実験動物として開発されたマウスはどれもほぼ同じ遺伝的形質をもっているため、どこに異常があるかがわかりやすいという、ほかでは得がたい性質がある。マウスは現代医学になくてはならないものであり、研究者はマウスたちに敬意を払いつつ、真摯に研究を進めなくてはならない。

現在、医学研究のためのさまざまなマウスを供給する施設は多いが、1929年に設立された米国メイン州マウントデザート島のバー・ハーバーにあるジャクソン研究所はその草分けのひとつだ。支援者の自動車会社社長の名を冠したこの研究所はさまざまな変異マウスを維持していて、とくにがんになりやすいマウスを集め、がんの研究をめざしていた。しかし1947年、不幸な火事によりマウスの大半を失ってしまった。その後、世界中からさまざまなマウスが寄贈されて、研究所は復活した。その中に、問題のマウスはいた。

*ob/ob*マウスと*db/db*マウス

1960年代後半、ジャクソン研究所に赴任したばかりの生化学者ダグラス・コールマンは、当初はがんや筋ジストロフィーの遺伝学的な研究をすることをめざしていた。突然変異で病気を発症したマウスを解析することで、それらの病気を解明しようとしたのだ。しかし、コールマンが研究所にやってきてまもなく、とんでもない肥満マウスが見つかった。最初、コールマンはこのマウスにあまり興味を向けなかったようだが、やがて彼の研究者としての人生はほとんどが、このマウスのみに捧げられることになる。

その肥満マウスは正常のマウスの3倍もの餌を摂り、3倍以上も太っていた。活動性にとぼしく、ただ食べて太るためだけのみにこの世に生まれてきたかのようだった。当時、米国では肥満が問題になりはじめていたので、このマウスに興味をもち、肥満のメカニズムを解明しようとした研究者も少なくなかった。しかし、立ちはだかる困難の前にほとんどの者は立ち去った。

まず、このマウスは不妊症であり、増やすために大変な苦労が必要だった。また、この頃はまだ「ヒトの食欲はヒトの意志の力によって決まる」という考えが一般的だったため、マウスの肥満の原因などを生物学的な視点から研究しても意味はないとする風潮が強かった。

このマウスの肥満は、典型的な「メンデル型」の遺伝をした。このことは、たった1つの遺伝子がその肥満症の原因であることを示唆していた。原因と考えられる未知の遺伝子は、英語の「obese（肥満した）」という語から、「*ob*遺伝子」（肥満遺伝子）と命名された。未知の遺伝子「*OB*」を想定し、それが変異して機能を失った遺伝子を小文字で「*ob*」と表現したものだ。体重の恒常性に関わる*OB*遺伝子が正常のマウスには存在していて、肥満マウスはこの遺伝子の機能を失っていると考えられたわけである。

この肥満遺伝子は遺伝的に「劣性」で、個体が父親と母親から受け継いだ2つの遺伝子のうち

1つが正常であれば、肥満という形質は発現しない。したがって肥満マウスは2個ともOB遺伝子が欠損した*ob*遺伝子のホモ接合型（同じ遺伝子2つの接合）になっているという意味から「*ob*/*ob*マウス」と表記された。*OB*/*ob*のようなヘテロ接合型（異なる遺伝子2つの接合）のマウスでは、なんら異常は見られなかった。

やがてジャクソン研究所では、別のタイプの肥満マウスも発見された。そのマウスは*ob*/*ob*マウスと同様に異常な肥満を呈し、通常の20倍という異常な量の水を飲み、大量の尿を排出した。尿は独特の甘い悪臭を放っていた。研究所で糖尿病を専門としていた研究者が、このマウスは血糖値が高いことにより大量の尿を排出するので、のどが渇いてしかたがないのだと気づいた。つまり糖尿病を患っていたのである。

このマウスは糖尿病（diabetes mellitus）に関わる「*db*」という異常遺伝子を想定して「*db*/*db*マウス」と呼ばれた。*db*/*db*マウスは*ob*/*ob*マウスと非常に似ていた。両者とも劣性の、ただ1つの遺伝子の異常であることがわかり、もしかしたら同じ遺伝子の異常ではないかと考えられた。当時、遺伝子型を判定する技術はまだ存在しなかったが、*ob*マウスと*db*マウスそれぞれのヘテロ接合型を交配してみれば、*ob*と*db*が同じかどうかを判定することができる。同じ遺伝子であれば4分の1の確率で肥満マウスが生まれるはずだからだ。しかし交配の結果、肥満マウスはまったく生まれてこなかった。したがって*ob*と*db*は別の遺伝子であることがわかった。

驚くべき実験結果

通常のマウス（野生型マウス）なら成熟しても体重は25～30g程度にしかならないが、*ob/ob*マウスや*db/db*マウスは体重が75g以上にもなり、体脂肪率も野生型の5倍以上という超肥満を呈した。糖尿病や不妊症も伴っていた。こうした異常がたった1つの遺伝子の変異のために生じるのなら、その遺伝子の正体をつきとめれば、体重の恒常性の維持機構、ひいては肥満の決定的なメカニズムが明らかになることは確実だった。コールマンはこれらのマウスに魅了され、研究者としての人生を捧げることになる。

コールマンは*db/db*マウスを調べていくうち、このマウスでは血糖値を下げるホルモンであるインスリンの効きめが非常に悪いことに気づいた。だからこそ糖尿病を患っていたのだ。正常のマウスであれば低血糖になって死んでしまうほど多量のインスリンを投与しても、ほとんど血糖値が下がらなかったのである。

*db/db*マウスは血糖値こそ高いが、インスリンをつくれないわけではなかった。それどころか、血液中のインスリンの濃度は正常のマウスよりずっと高かった。そこでコールマンは、*db/db*マウスの血液中には、インスリンの分泌を促すような物質があるのではないかと考えた。あるいは逆に、インスリンの分泌を抑制する物質が欠けているのかもしれない。

そこで第1章でも登場した併体結合（パラビオーシス）という実験をすることにした。*db/db*マウスの腹部を、正常なマウスの腹部と縫い合わせたのである。これによって血液中の成分が2匹の間で交換されることになる。もし*db/db*マウスの体内にインスリンの分泌を促す物質があれば、正常なマウスのインスリンが上がるはずだし、逆に*db/db*マウスにインスリンの分泌を抑制する物質が欠けているのであれば、その因子が正常なマウスから供給されて*db/db*マウスのインスリンの値が下がるはずだ。コールマンはそう考えたのだ。

しかし、結果はどちらでもなかった。*db/db*マウスの食欲や体重、そしてインスリンの値には変化がなかった。そして、縫合された正常なマウスは死んでしまったのである。

未知の食欲制御因子

同じ実験を何度繰り返しても、結果は変わらなかった。*db/db*マウスと併体結合でつながれた正常なマウスの死因を探ると、胃に食べ物がまったくないことがわかった。さらに行動を観察すると、まったく餌を食べていなかった。つまり、正常なマウスは餓死したのだった。

1969年、コールマンは、*db/db*マウスの血中に正常マウスの食欲をなくし、餓死させる物質があることを報告した。彼はなおも追及の手を緩めなかった。*db/db*マウスを*ob/ob*マウスと併体結合してみると、*ob/ob*マウスの旺盛な食欲が著しく減退することが示された。さらに*ob/ob*

マウスと正常マウスの併体結合では、*ob/ob*マウスの食欲はほぼ正常化したのだ！

これらの実験の結果は、何か未知の血液中の成分が、それぞれのマウスの体重の制御に重要な役割をはたしていることを示唆していた（図2－1）。彼はこう考えた。

「マウスの血中には『体重の増加を脳に伝えて食欲を低下させる何か決定的に重要な因子』がある。*ob/ob*マウスには、その因子が欠けている。だから、*ob/ob*マウスと正常マウスの併体結合では、正常マウスからその因子が供給されて*ob/ob*マウスの食欲がほぼ正常化したのだ。そして、その因子は*db/db*マウスにも存在している。*db/db*マウスと*ob/ob*マウスの併体結合でも、*ob/ob*マウスの食欲は正常化したからだ。いや、むしろ正常マウスの場合よりもその効果は高かった。体重の増加の結果、その因子は*db/db*マウスの血中では正常マウス以上に増えているのだろう。だとしたら**『*db/db*マウスの場合は、体重の増加を脳に伝えて食欲を低下させる何か決定的に重要な因子』を受けとめる受容体のほうに問題があるのではないか」**

コールマンのこの考察はみごとなものだった。しかし、歯がゆいことにその「重要な因子」がわからなかった。

彼自身はその因子とは、脂肪酸ではないかと考えたようだ。第1章でゴードン・ケネディによるリポスタット説（脂肪定常説）を紹介したが、ケネディもリポスタットは脂肪酸ではないかと考えていた。また、大村らは、摂食中枢のニューロンが脂肪酸による調節を受けることを示して

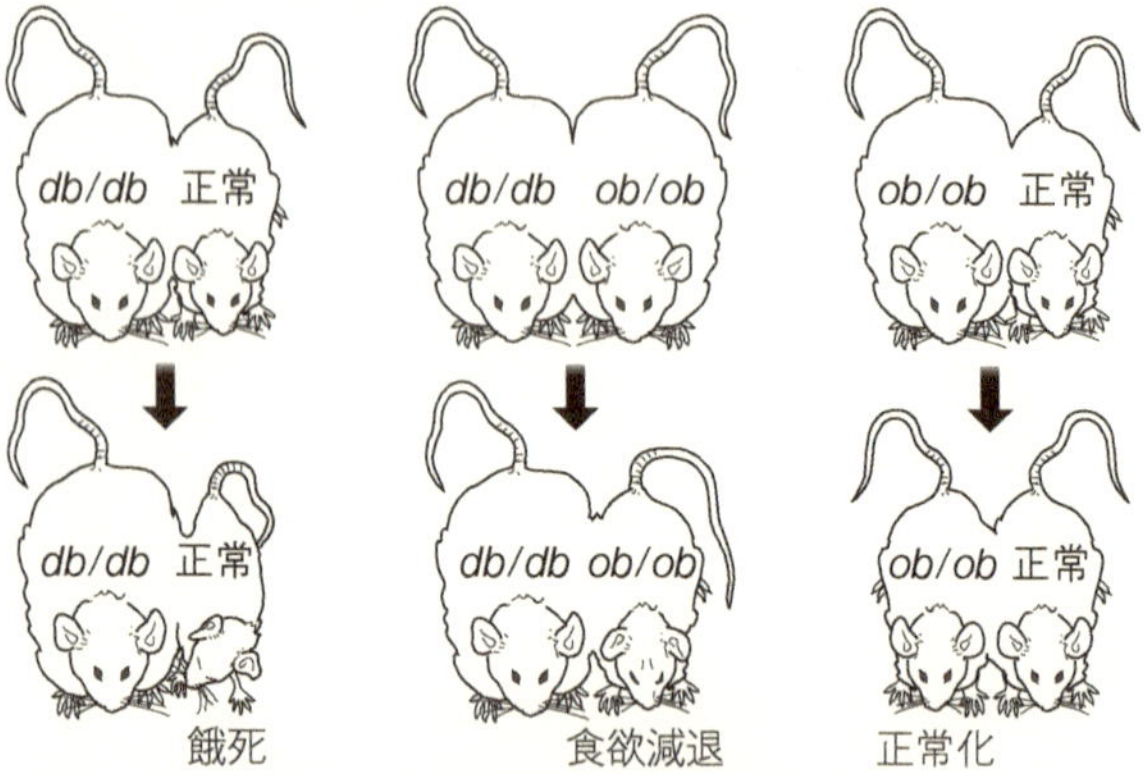

図2－1　コールマンらによる併体結合の実験結果　*db/db*マウスの血中の物質は*ob/ob*マウスの食欲もなくしてしまった

いた。しかし、コールマンの実験の結果は否定的だった。脂肪酸を投与しても、*ob/ob*マウスの症状に影響はなかったのだ。そもそも脂肪酸はむしろ空腹時に血液中に増えてくるものなので、満腹感をつくりだして食欲を抑制するものとすると話があわなくなる。

「重要な因子」は未知のものである可能性が高まった。それを解明するためには*ob*遺伝子とそれがコードする遺伝子産物が何物であるかを明らかにしなくてはならない。だが当時、それに挑むことは、砂浜でたった一粒しかない砂金を探し当てるようなものだった。コールマンの洞察力は完璧だったが、技術が彼に追いついていなかった。

1991年、これ以上の解明は不可能と悟ったコールマンはきっぱりと引退し、*ob*遺伝子への彼の長い挑戦は終わった。「未知の食欲制御因子」との戦いは、次の人物に受け継がれることになったのである。

フリードマンらの果敢な挑戦

*ob/ob*マウスに欠けているものとは何か？

コールマンのほかにも、その解明に挑む研究者は多くなっていた。さまざまな物質の濃度を測定するラジオ・イムノ・アッセイという方法を開発して１９７７年のノーベル医学生理学賞を受賞したヤローは、*ob/ob*マウスの脳内のコレシストキニンという神経ペプチド（ペプチドはアミノ酸がいくつかつながったもの。生体内にはさまざまな生理的役割をもつ生理活性ペプチドが存在し、神経系で作用するのが神経ペプチド）の量を測ってみた。するとコレシストキニンが*ob/ob*マウスの脳内で非常に少ないとみられる結果が出たため、これが*ob/ob*マウスの肥満の原因であると『サイエンス』誌に発表した。しかし、のちにコレシストキニンは食欲に影響を与えるものの*ob*遺伝子とは明らかに別のものであることがわかり、ヤローの考えは否定された。また、第１章で登場したロックフェラー大学のルディ・レイベルはグリセロールの代謝と関係があるのではないかと考えたが、これも結果は否定的だった。

１９８６年、レイベルは、同じロックフェラー大学のフリードマンと「*ob*遺伝子を解明する」という大志を抱いて共同研究を始めた。当時最新の技術だった分子生物学を学んだフリードマンと、肥満と脂肪細胞の性質に精通したレイベルのコンビは理想的にみえた。

もし、*ob/ob*マウスの発見が2012年現在のことだったら、*ob*遺伝子を解明するのは比較的容易だろう。現在ではマウスの詳細な遺伝子地図ができているので、マウスの交配によってどの「遺伝マーカー」が*ob*の形質とともに遺伝するかを明らかにするのは難しいことではない。遺伝子は染色体DNAの上に一列に並んでいて、近くにある遺伝子ほど一緒に子に受け継がれる確率が高くなる。したがって特定の染色体上の特定の位置にあるさまざまなマーカーが、どのくらいの確率で一緒に遺伝するかを明らかにすれば、その遺伝子の位置が特定できる。いわば、住所における町名や番地がわかっているようなものである。しかも遺伝子配列を決定する技術が革命的に進歩しているので、その周辺の変異を同定するのも容易である。

しかしレイベルとフリードマンが共同研究を開始した1986年当時、マウスの遺伝子地図はまったく不完全であり、彼らは遺伝子地図を作成するところから始めなくてはならなかった。それは人口100万人の都市で地図を使わずに番地もわからない家を探すようなものだった。作業は地道に進められたが、それはまさしく雲をつかむような仕事であった。

*ob*遺伝子に少しでも近づくため、彼らはクロモソーム・マイクロダイセクションという方法をとることにした。これは、分裂期の細胞の染色体の一部を切り取って、その領域に含まれるDNAを調べ、遺伝子地図を丹念に作成していくという高度な技術である。現在ではレーザー光線が使われるが、当時はガラス製のピペットとピンセットを用いての職人芸的な技巧が要求された。

彼らは当時大学院生だったネイサン・バーリーを国外留学させて、この技術を習得させたという。この技術をきわめたバーリーは帰国後、*ob*遺伝子周辺の情報収集に寝食を忘れ、ほとんど研究室に泊まり込んで取り組んだ。世紀の大発見に携わっているという強力なモチベーションが、彼の情熱の火に油を注ぎつづけたのだろう。

１９９０年、フリードマンの提案により、バーリーらの成果、つまり*ob*遺伝子周辺の構造に関する発見が一報の論文としてまとめられた。それは彼らが*ob*遺伝子の正体に迫りつつあることを示してはいたが、この時点で公表されるのは奇妙でもあった。当時、この遺伝子を求めて戦っているグループは世界中にあり、いわば途中経過を公開することは、情報戦という意味では得策とはいえなかったからだ。それは、もうゴールは近いという勝利宣言だったのだろうか。

実はこの頃、彼らの研究グループにはある種の緊張した空気が漂っていたという。栄光のゴールが見えてくると、今度は「誰がその栄光に浴するのか」という問いかけが脳裏に浮かんでくることがある。レイベルによれば、その頃、フリードマンは自分の研究室をどんどん閉鎖的に、秘密主義にしていったという。共同研究者だったレイベルやバーリーでさえ近づきがたいものになっていたようだ。バーリーの論文を公表することによって、フリードマンは彼らとの仕事に一区切りつけた形になった。そしてレイベルとバーリーはついに、断腸の思いでみずからプロジェクトから身を引いたのだった。

1992年、フリードマンは新たなメンバーとしてチャンという女性研究員を迎え入れた。彼女は酵母人工染色体（YAC）ベクターというものを用いて、大きなDNA断片をクローニングする技術を取り入れ、それまでに明らかになっていた*ob*遺伝子周辺の構造を探索していった。これにチャンはさらに、エキソントラッピングという方法を組み合わせた。遺伝子には転写後、タンパク質をコードするメッセンジャーRNAとなるエキソンという部分と、エキソンとエキソンの間にあり、メッセンジャーRNAができる際に切り取られてしまうイントロンという部分がある。エキソントラッピングはエキソンを検出する技術だ。これらの技術の導入によって、*ob*遺伝子周辺にある遺伝子の候補は4つまでに絞られていった。

そして、1993年のこと。ついにチャンは*ob/ob*マウスに、正常マウスの遺伝子とは違うメッセンジャーRNAが転写されている遺伝子をつきとめた。

その異常遺伝子では、遺伝子の変異により、中途半端で機能のないタンパク質が産生されると予想された。つまり、その遺伝子が正常であれば産生する「何か」を、異常遺伝子はつくれないということだ。そして、**その異常遺伝子は脂肪細胞で豊富に発現していた！**

ついに発見されたレプチン

遺伝子が同定されてしまえば、あとは早い。遺伝子配列を明らかにし、そこにコーディングされているアミノ酸配列を読み解くことにより、正常な遺伝子がどんなタンパク質をコードしているのかが明らかになるからだ。

それは、167アミノ酸からなるタンパク質であった。そして重要なことに、そのN末端はシグナルペプチドと呼ばれる配列を有していた。シグナルペプチドがあるということは、このタンパク質は血液中に分泌されるホルモンであることを示唆していた。*ob/ob*マウスでは、この遺伝子の105番目のアルギニンというアミノ酸をコードする部分に変異があり、正常な遺伝子産物をつくれない。これが肥満の原因であった。

また、非常に注目すべきことにその遺伝子は、おもに脂肪細胞で発現していた。それまで、単なるエネルギーの貯蔵庫だと思われていた脂肪組織が、実は内分泌器官（ホルモンをつくる器官。ホルモンとは血液中に分泌される情報伝達物質）だったという事実は人々を驚かせた。要するに*ob/ob*マウスは脂肪組織で産生するホルモンがつくれないために、肥満になるのだ。いままで述べてきた「体重を一定に保つ機構」とは、「体脂肪を一定に保つ機構」と述べたほうが正確だったということになる。

こうして、体重の恒常性維持に重要な役割をはたす「何か決定的に重要な因子」とは、このホルモンであることが、ついにつきとめられたのである。

このホルモン（＝*OB*遺伝子の産物）には、それがなくなると太ることから、痩せる作用があ

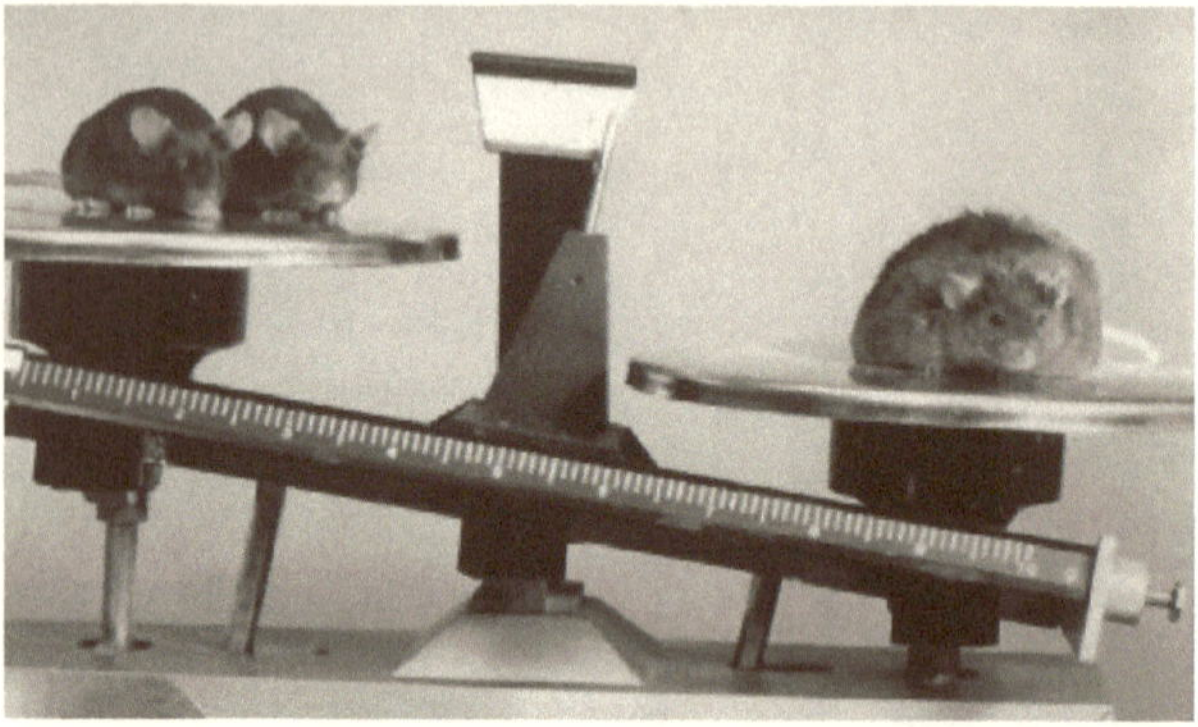

図2－2　レプチン発見を伝える『ネイチャー』誌の表紙を飾った写真

ると考えられた。そこで、ギリシャ語の「瘦せる」という言葉「leptos」から、「レプチン」(leptin) と名づけられた。

レプチンの発見を記載した歴史的な論文は、1994年の『ネイチャー』誌に掲載された。その号の表紙には、2匹の正常マウスと1匹の*ob/ob*マウスが天秤の左右に載せられ、*ob/ob*マウスのほうが下に傾いている印象的な写真が使われた（図2－2）。

*ob/ob*マウスの腹腔内にレプチンを投与すると、食欲が抑制され、エネルギー消費が増大し、体重が激減した。その後の研究により、レプチンは脳の視床下部に作用して満腹感を引き起こすとともに、基礎代謝を亢進させることにより脂肪組織を縮小させ、体重を減らすのだと考えられた。

レプチンがもたらしたインパクト

レプチンの発見が、研究者や製薬業界にもたらしたインパクトはすさまじかった。特許をめぐり、思惑がさまざまに飛び交い、激しい争奪戦が展開された。

結局、カリフォルニアの製薬企業アムジェン社がレプチンのライセンス権を買い取り、ロックフェラー大学と、フリードマンが主席研究者をつとめていたハワード・ヒューズ医学研究所に合計2000万ドルの契約料を支払った。これは大学が特許で獲得した金額としては史上最高である。フリードマン個人にも、そのうちの4分の1を下らない取り分があったといわれ、彼はこの発見で億万長者になった。

では、アムジェン社はこの投資に見合う利益を得られたのだろうか。アムジェン社が期待するようにレプチンを「夢の痩せ薬」として売り込むためには、まず、レプチンはマウスだけではなくヒトでも機能することを明らかにする必要があった。

マウスから見つかったこの遺伝子は、ヒトでも機能しているのだろうか？

レプチンの発見後、世界中でヒトの肥満とレプチン遺伝子との関連が調べられた。ヒトではレプチンの遺伝子は7番染色体に位置していることがわかり、肥満とこの遺伝子の機能異常との関係が世界中で追求された。しかし、家族性肥満の家系の中でも、レプチンの遺伝子に異常がある家系はきわめてまれであった。

しかし1997年、ついに英国ケンブリッジ大学のスティーブン・オライリーらのグループが、レプチン遺伝子の変異によるパキスタン人の姉弟2人の例を報告した。8歳で体重86kg、体脂肪率が57%の女児と、2歳で29kg、体脂肪率が54%の男児という超肥満児の症例である。

この姉弟の両親は、いとこ婚であった。そして両親ともにレプチンの異常遺伝子をヘテロでもっていた。姉弟はこの両親から1つずつ、異常のある遺伝子を受け継いだことになる。姉弟はともに、異常な食欲を呈していた。いくら食べても食物を欲しがり、歩行が困難なほどの肥満になってしまったため両親が2人から食物を遠ざけると、2人は生ゴミをあさりはじめたという。2人はつねに飢餓感に襲われていて、思考のほぼすべては「何かを食べる」ことのみに向けられていたようだ。これは一般にヒトが飢餓に陥ったときの状態とそっくりだ。

慎重な判断ののち、オライリーのグループはこの姉弟にレプチンを投与した。すると、明確な食欲の減退と、体重の正常化が認められた。2歳にして成人男子並みに1日2000kcalを摂取していた弟は、レプチンの投与により、1日の摂取カロリーが実に180kcalに激減した。彼は生まれて初めて満腹を感じることができたのだ。この結果により、マウスやラットだけでなくヒトでも、この遺伝子が肥満の原因になることがわかったのである。

続いて1998年には、トルコ人の家系から3人のレプチン欠損症が見いだされた。これらの家族性肥満の症例は、みな両親がいとこ婚であり、レプチン遺伝子欠損がホモ接合型になって表現型として現れたのだった。

もうひとつの特徴として、レプチン遺伝子に変異がある人たち（ホモ結合型）はすべて性成熟がなく、不妊であった。この点でもob/obマウスと共通性があった。レプチン遺伝子に変異があるマウスは重度の肥満症だけでなく、性成熟の不全をも示すことが明らかになっている。

これらのことから、レプチンはヒトでもきわめて重要な役割をはたしていることがわかった。たった1つの遺伝子が、ヒトの行動にも欲求にも大きな影響を与え、体重の恒常性を完全に破壊してしまうのだ。

それまで、食欲は「精神」や「意志」の力によってコントロールされていると考えられていた。レプチンの発見は、たった1つの遺伝子、たった1つのホルモンが、きわめて大きな力を発揮して食欲をコントロールしていたという事実が白日の下にさらされた瞬間でもあった。食欲とは、内分泌と神経系によってコントロールされるメカニズムだった。レプチンというたった1つのホルモンが、食欲、食行動、性ホルモンをはじめとする内分泌、代謝にまで影響を与えていたのである。

レプチンは肥満者の福音となったか？

しかし、ここでレプチンを「夢の痩せ薬」として売り込もうとしていたアムジェン社にひとつの誤算があった。レプチン遺伝子という単一遺伝子の変異による肥満は、ヒトでは非常にまれな

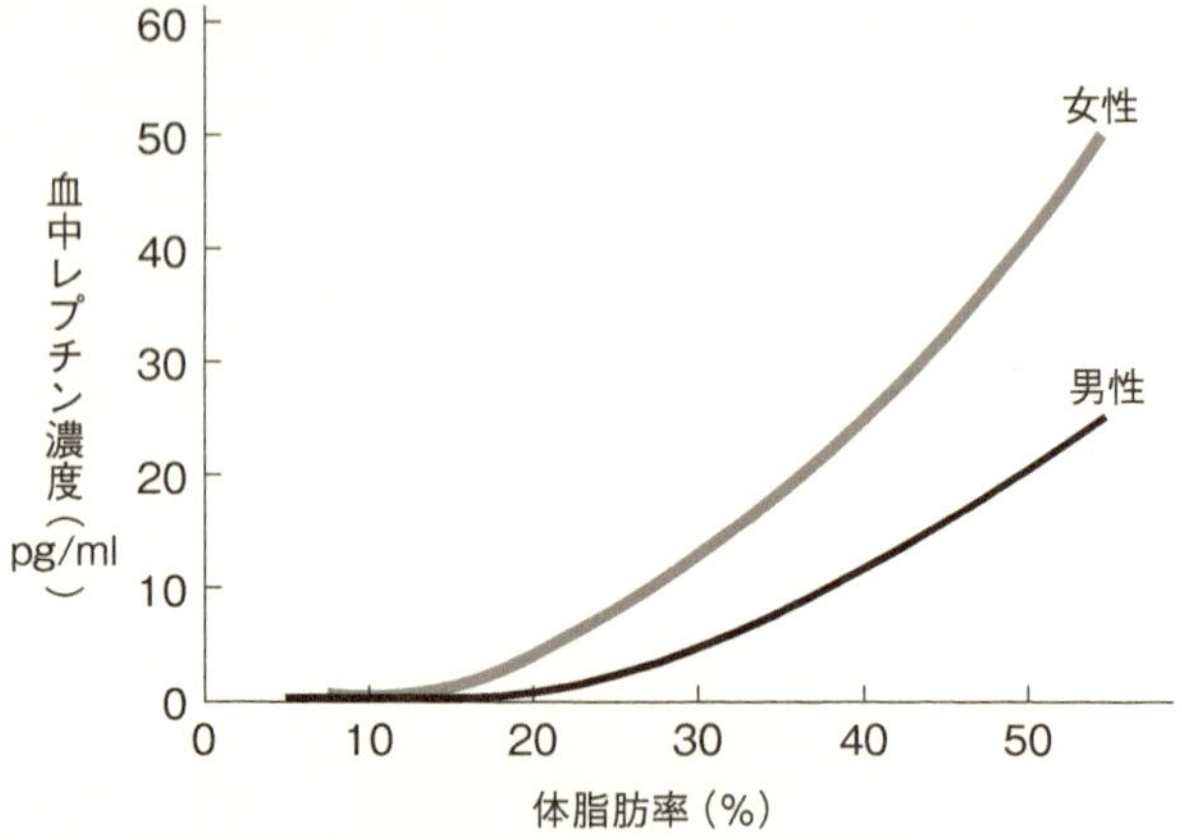

図2－3　血中レプチン濃度は体脂肪率にほぼ比例する！

ケースだったのである。それどころか、大多数の肥満ではむしろ、レプチンは正常人よりもはるかに高値を示すことが、すぐに明らかになった。

白色脂肪組織の脂肪細胞でおもに産生されるレプチンの血液中の濃度は、体脂肪量に比例している。今日では、レプチンは白色脂肪組織だけではなく、下垂体、褐色脂肪組織、胎盤、卵巣、骨格筋、胃（胃底腺の下部）、乳腺上皮細胞、骨髄および肝臓などでもつくられることがわかっているが、おもな産生臓器が脂肪組織であることに変わりはない。したがってレプチンの血中濃度は、肥満度と明確な相関を示す。つまり、脂肪が多く肥満度が高いヒトほど血中レプチン濃度が高いのである（図2－3）。

しかし、これは考えてみればおかしな話である。肥満者は「食欲を強力に抑える」作用をもつレプチンを通常の値より大量に血液中に分泌しているにもかかわらず、通常の食事量より食べつづけて肥満になった、ということになる。

現在、この矛盾は「レプチン抵抗性」という概念をもち出すことによって説明されている。肥満になると、レプチンのはたらきが弱くなってしまうために体重の制御がうまくいかなくなり、体重を元に戻せなくなるというわけである。そのメカニズムはいまだによくわかっていないが、レプチンを脳内に運ぶ「トランスポーター」という分子が十分に機能しなくなるからだという見方がある。しかし、トランスポーターそのものの正体がいまだ不明であり、これも一説にすぎない。レプチン抵抗性の本態は、未解明な部分が多い。

２００９年にはハーバード大学のグループが、「小胞体ストレス」を緩和する物質を投与することによりレプチン抵抗性が改善されるという報告をしている。小胞体とは細胞内小器官のひとつで、おもにタンパク質の合成や、合成されたタンパク質のプロセッシングという作業（折りたたみや切断、ジスルフィド結合、糖鎖の付加など）に関わっている。小胞体内でこのプロセッシングにミスが起きると、タンパク質が正しく機能的な形をつくれず分解される。こうした異常タンパク質がたまりすぎて小胞体の機能不全を起こした状態が小胞体ストレスであり、これによって細胞はタンパク質合成能力を極端に低下させてしまう。ハーバード大学のグループは、肥満者ではレプチンがはたらく神経細胞になんらかの原因で小胞体ストレスがかかっていて、レプチンのはたらきが低下してしまっていると主張したのだ。しかし、レプチン抵抗性のメカニズムは現在でも未解明な部分が大きい。
いずれにしても、レプチンを投与すれば大多数の肥満が解消できるという、アムジェン社が抱いた期待は当てが外れてしまったのである。

レプチンの「減少」が飢餓感をもたらす

また、レプチンとは、フリードマンが当初提唱したような「満腹感を演出して食欲を抑制する因子」というよりは、むしろ「**レプチンの血中濃度が下がると飢餓感がもたらされる**」という面が強いのではないかと考えられる。高レプチン濃度の肥満者では、レプチン濃度の上昇による満腹信号はレプチン抵抗性によって十分に伝わらないが、レプチン濃度が少しでも低下すると、ふつうの体重のヒトと同様に飢餓を感じるのである。レプチンは、それが「ある」と食欲が抑えられるというより、それが「ない」と食欲が引き起こされる側面のほうが大きいのだ。これは、過食よりも飢餓の危険にさらされてきた生物の進化のなりゆきだと考えれば当然のことともいえる。

適度な濃度のレプチンは、身体が十分なエネルギーをもっていることを脳に知らせている。この状態ではあまり食べなくてもいいし、生殖行動も可能だ。しかし、痩せてレプチンレベルが低くなると、脳は食欲を強力に惹起する。さらに性腺の機能をストップして生殖行動も抑制してしまう。レプチン欠損症患者や*ob/ob*マウスでは、身体には超過剰にエネルギーが蓄積されているが、その信号を脳に伝えるレプチンがない。そのために、脳はつねに身体が「飢餓状態にある」と勘違いしていたのである。

アムジェン社やフリードマンが目論んだ「夢の抗肥満薬」にこそならなかったが、生物学的には「革命」ともいうべきレプチンの発見は、このようにしてなされた。実は２０１０年度のラスカー賞受賞者は、フリードマンのほかにもう１人いた。フリードマンらによるレプチンの発見より40年近くも前に、ジャクソン研究所で*ob/ob*マウスや*db/db*マウスの解析に没頭して食欲制御因子を追い求めた、あのダグラス・コールマンである。真摯にみずからの好奇心にしたがって研究に取り組んだのち、潔く引退してひっそりと余生を送っていたコールマンにとってはうれしい驚きだったに違いない。

次章からは、レプチンが視床下部でどのようにはたらいているのかを見ていこう。

第3章

レプチン発見がもたらした波

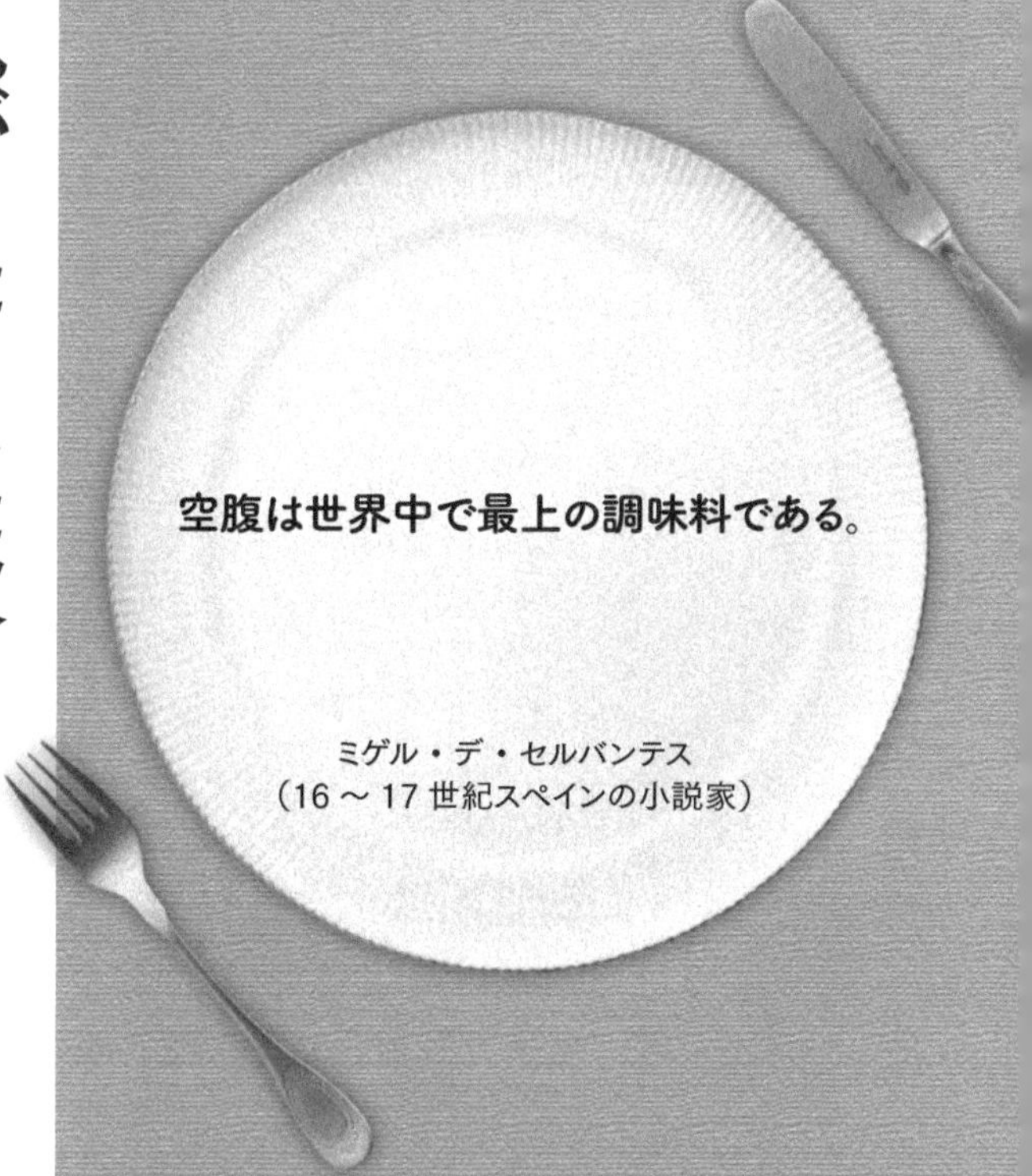

空腹は世界中で最上の調味料である。

ミゲル・デ・セルバンテス
（16～17世紀スペインの小説家）

40年以上にわたる科学者たちの苦闘の末にレプチンが発見されたことで、体重（体脂肪）を一定に保つための機構が見えてきた。

何かの状態を一定に保つメカニズムとして知られているものに、ネガティブフィードバックという機構がある。たとえばエアコンを室温が22℃になるよう設定したとする。室温が23℃に上がると、それをセンサーが感知して冷房を強め、22℃に戻そうとする。逆に21℃まで下がってしまうと、冷房を弱め、あるいは暖房を作動させて22℃に戻そうとする。このように設定したポイントからの〝ぶれ〟をセンサーで感知して、逆の方向に修正するシステムが、ネガティブフィードバックである。重要なのは、気温を制御するためには気温を「測る」ことが必要である点だ。

身体の状態を一定に保つシステムである恒常性維持機構も、多くがこの方式をとっている。たとえば食事によって血糖値が上昇すると、その情報は膵臓《すいぞう》にあるベータ細胞がキャッチする。するとベータ細胞は血糖値を低下させるインスリンを分泌する。インスリンは脂肪や骨格筋、肝臓などにはたらき、糖を取りこませる。その結果、血糖値はもとの値に戻る。逆に血糖値が下がれば、ベータ細胞はインスリンの分泌を低下させて血糖値を正常な状態に戻そうとする（図3－1）

ネガティブフィードバックとはこのように、ある方向にふれたときに元に戻すことによって、状態を一定に保つ機構のことである。

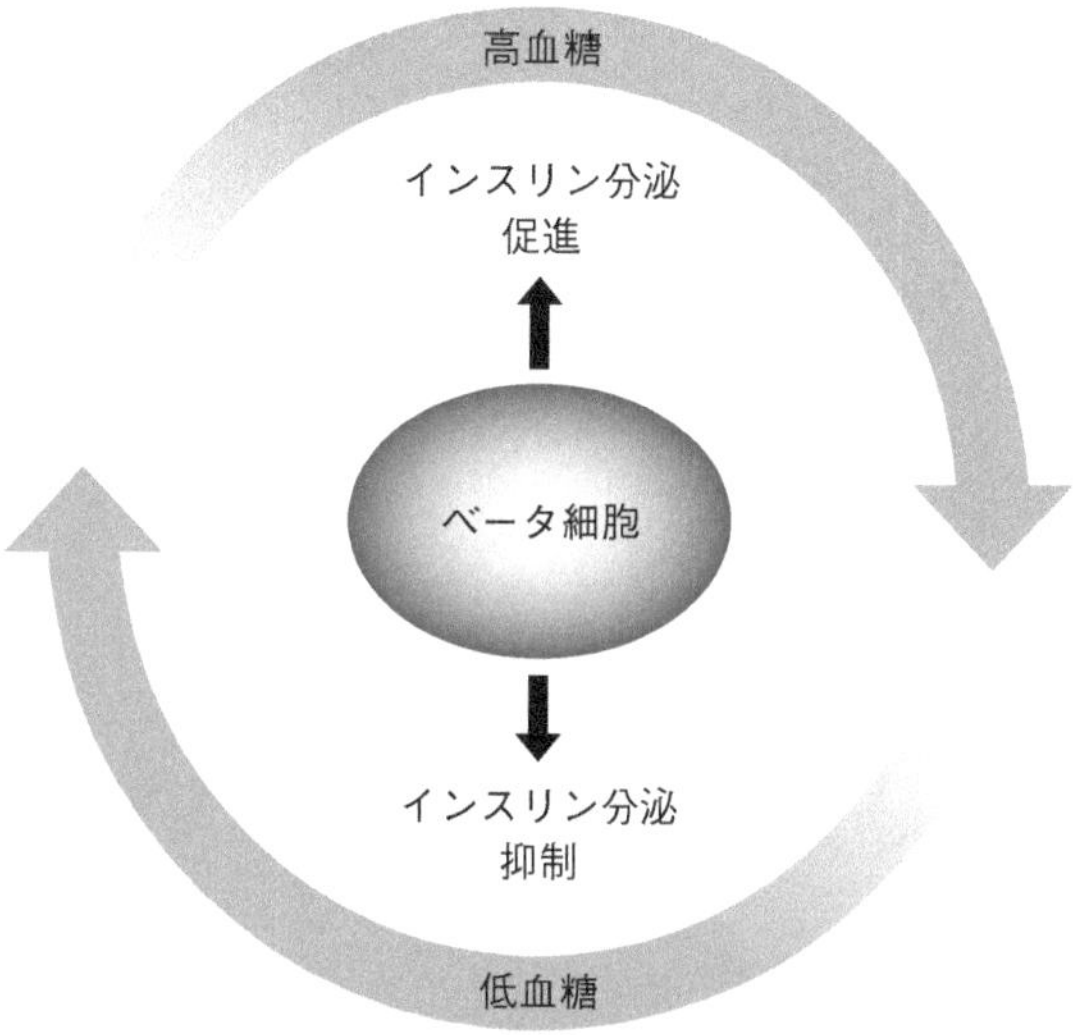

図３－１　血糖値を正常に維持するための機構

レプチンはメッセンジャー

体重（体脂肪量）と食欲の関係にもやはり、ネガティブフィードバックのシステムがはたらいている。体脂肪が減ると食欲が増し、代謝が下がる。逆に体脂肪が増えれば食欲が抑えられ、代謝が上がる。こうして体脂肪は一定の値に保たれている。

このとき、体脂肪量に関する情報を脳に伝えているのがレプチンである。発見された当初は「究極の痩せ薬」との期待を寄せられたレプチンは、脳に身体の栄養状態を伝えるメッセンジャーだったのだ。レプチンは身体が十分にエネルギーに満たされていて、体脂肪が十分な量であることを伝えている。自動車にたとえると、ガソリンタンクの残量計のようなものといってもいいかもしれない。脂肪も燃料タンクと同様、エネルギーの貯蓄機関であり、レプチンはその残量計というわけである。レプチンの「目盛り」が一定の値より下がると、それはエネルギーを補給せよというサインとして脳に伝わり、脳は食欲を惹起して、食物を食べるという行動を引き起こす。ガソリン残量が減った自動車が給油所でガソリンを補給するように。

では、脳はどのようにしてレプチンからの情報を感知しているのだろうか。1994年のレプチン発見以来、世界の研究者の関心はこの問題に集まった。視床下部が代謝や食欲をコントロールしていることは破壊実験や電気刺激実験によって半世紀以上も前からわかっていたが、全身の情報がどのようにして脳に伝えられているのか、その分子機構はまったく不明だった。レプチンの発見によって全身と脳をつなぐ「何か」が明らかになったことで、次は脳が情報をどう受けとめているかに関心が移ったのだ。その結果、視床下部での食欲の神経機構と、それに関わるさまざまな脳内物質のはたらきが急速に明かされていった。

この章では、これらの脳内物質を主役として、それらがレプチンのサインを脳に伝えるためにどのようにはたらいているかを見ていく。聞き慣れない物質名も出てくるかと思うが、できるだけ整理しながら話を進めていくので少々おつきあいいただきたい。

レプチン受容体の発見

レプチンの作用部位はどこなのだろうか？　つまり、脂肪細胞から発信されるレプチンという体脂肪の情報は、どこへ伝えられるのだろう？　食欲が脳でつくられるとすれば当然、脳に作用部位があるのだろう。おそらくは恒常性の中枢である視床下部、それも摂食中枢や満腹中枢ではないか――ここまでは誰もが予測可能なことだった。しかしレプチンの作用機構を厳密に解明するには、レプチンの作用を受けとめる分子、つまりレプチン受容体は脳のどこにあるのかをつきとめることが不可欠だった。

多くの人は、レプチンの発見者であるフリードマンが率いるロックフェラー大学のグループが受容体も明らかにするだろうと思っていた。だが、１９９５年12月に早くもレプチン受容体の正体を明らかにしたのは、ミレニアム・ファーマシューティカルズ社を中心としたグループだった。彼らは発現クローニングという方法を用いてレプチン受容体の遺伝子をとらえ、その構造を明らかにした。ミレニアム社はアムジェン社とレプチンの特許をかけて争い、敗れていた。レプチン受容体を明らかにして特許を取得することで、雪辱を果たしたかたちとなったのである。

その成果によれば、レプチン受容体は*DB*遺伝子によってコードされていた。*db/db*マウスでは、かつてダグラス・コールマンが予想したように脂肪量を脳に伝えるメッセンジャー（レプチン）の受容体をコードする遺伝子に突然変異があったわけである。

さらに解明が進み、現在ではレプチンの受容体は6種類（LepRa, LepRb, LepRc, LepRd, LepRe, LepRf）あることがわかっている。そして、これらの受容体は視床下部のさまざまな部分に発現していることがすぐに明らかになった。つまり、レプチンはたしかに視床下部に作用しているのだ。

第1章で紹介した、リポスタティック・セオリー（脂肪定常説）を思い出していただきたい。食欲とは脳の視床下部になんらかの因子が作用して起きるものであり、その因子とは脂肪細胞から分泌される何か（リポスタット）ではないかという説である。ゴードン・ケネディが唱えたこの説はその後、グルコスタティック・セオリー（糖定常説）の台頭によって忘れ去られていたが、レプチンの作用部位が明らかになることで、脂肪細胞から分泌されるホルモンが、視床下部に作用して食欲をコントロールしていることがわかったのだ。

つまり、レプチンこそがケネディが仮定したリポスタットの正体であり、脂肪定常説は正しかったことが、ケネディの提唱から42年の歳月を経て証明されたのである。

レプチンの作用部位

レプチン受容体の正体が明らかになれば、その発現部位を同定することは容易だ。In situハイ

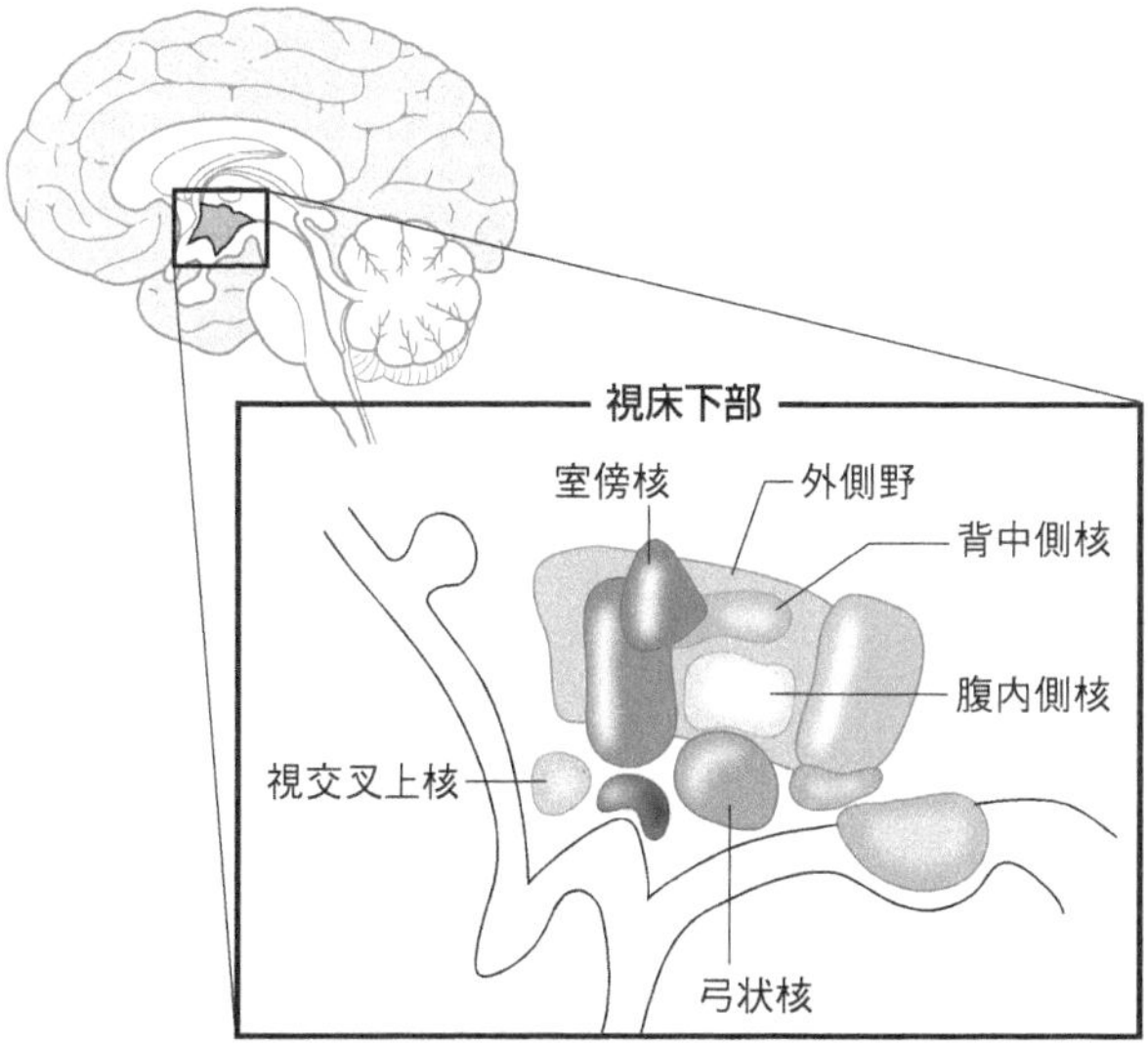

図３－２　視床下部の構造

ブリダイゼーションという方法で、レプチン受容体のメッセンジャーＲＮＡが発現している部位は組織学的に簡単に同定できる。しかし、その結果は生理学の教科書を書き換えるものだった。

発見当初は、レプチンがなんらかの形で満腹中枢（腹内側核）のニューロンを刺激し、摂食中枢（外側野）のニューロンを抑制しているのではないかと予想された。レプチン受容体が同定されたことで、その予想が正しいかどうかを確認することが可能になった。レプチンが直接に作用している部分には、当然ながらレプチン受容体が発現しているはずである。

はたして確認の結果、たしかにレプチン受容体は視床下部の腹内側核と外側野、すなわち満腹中枢と摂食中枢に発現していた。しかし、それだけではなく、脳内のかなり広範な領域で発現していたのである。たとえば視床下部では、弓状核、室傍核、背内側核などにも強い発現が認められた。さらに視床下部の外側でも、脳幹の腹側被蓋野などで多くの発現が見られた。

この結果から明らかになったことのひとつは、かつて破壊実験で予言され、広く生理学の教科書にも掲載されている「デュアル・センター・セオリー（二重中枢説）」は、一部は正しかったが、すべてをとらえたものではなかったということだ。満腹中枢と摂食中枢という2つの中枢によってのみ食欲がコントロールされているのではなく、もっと広範な領域が調節に関わっている可能性が示唆されたのだ。そして現在では、レプチンのもっとも重要な作用部位は弓状核であろうと考えられている。食欲のコントロールに関わる視床下部の部位としては、この弓状核と、室傍核、外側野（摂食中枢）がとくに重要であると考えられるようになっている。

では、弓状核とはいったい、どのような部位なのだろうか。

弓状核のはたらき①NPY

脳には「脳室」といって、脳脊髄液という液体で満たされた空洞が存在する。動物の脳室内にさまざまな物質を投与する実験を行うことによって、投与すると摂食量（餌を食べる量）が大きく変化するペプチドがたくさん見つかった。レプチンの発見と前後しての実験だった。

なかでもまず注目を浴びたのが、ニューロペプチドＹ（ＮＰＹ）という物質である。１９８４年にはすでに、この物質をラットの脳室に投与すると強力に摂食量を増加させることが明らかになっていた。そして、このＮＰＹを産生するＮＰＹニューロンが存在しているのが、視床下部の弓状核である。

エリ・リリー・アンド・カンパニーのグループは、レプチンに標識をつけて、視床下部のどの部分に作用しているのかを調べた。その結果、レプチンは弓状核にあってＮＰＹをつくるＮＰＹニューロンに作用していることが明らかになった。このニューロンに作用してＮＰＹの産生を抑制することが、レプチンの作用のひとつであることがわかったのだ。

その後、ワシントン大学のリチャード・パルミッターらのグループは、ＮＰＹノックアウトマウスを用いて、情報伝達因子としてのＮＰＹの役割を解明した。遺伝子改変技術を用いてマウスの特定の遺伝子を破壊する遺伝子ノックアウトマウスの技術が、世界中で使われはじめた頃だった。

体重の恒常性に関わると想定される*OB*遺伝子の機能を失って肥満になった*ob/ob*マウスでは、ＮＰＹの発現量が非常に高いことがわかっていた。このことは、ＮＰＹがレプチンの作用と密接に関連していることを意味していた。つまり、レプチンの作用機構のひとつとして、ＮＰＹの発現を抑制する作用があるということがわかったのである。だから、レプチンのない*ob/ob*マウス

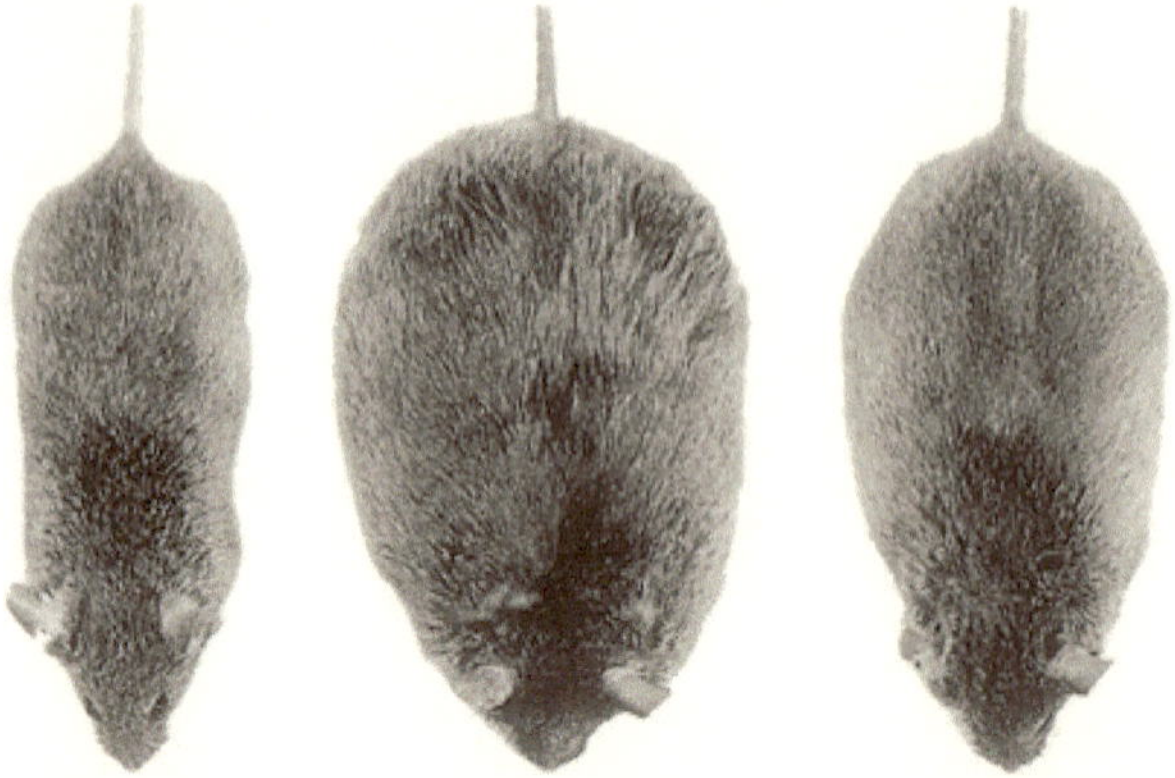

図3－3　左から正常なマウス、*ob/ob*マウス、NPY遺伝子が欠損した*ob/ob*マウス

では、NPYが過剰に発現して、それが異常な食欲を生みだしている可能性が考えられた。これが真実ならば、もし*ob/ob*マウスのNPYを欠損させてしまえば、*ob/ob*マウスの異常な食欲は解消されるはずである。

そこでパルミッターらは、NPY遺伝子を破壊したNPYノックアウトマウスをob/obマウスと掛け合わせて、レプチンとNPYの両方の遺伝子が壊れたマウスをつくったところ、肥満や過食の改善が見られた（図3－3）。しかし、その改善は予想に反してごくわずかなもので、NPYがなくなった*ob/ob*マウスも、肥満かつ大食漢であることに変わりはなかった。しかも、*ob/ob*マウスと掛け合わせる前のNPY欠損マウス自体には、体重や食べる量には何の異常もなかった。

こうした観察から、NPYはレプチンの下流とし

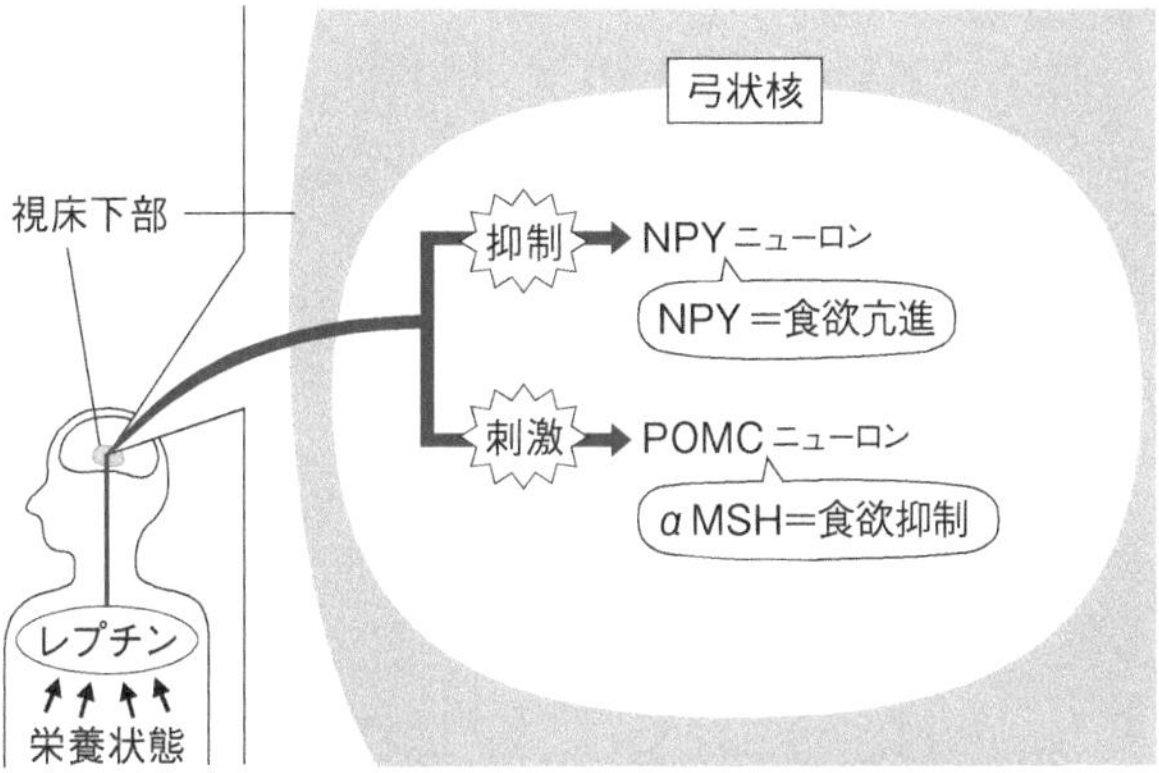

図３－４　NPYは食欲を亢進させ、αMSHは食欲を抑制する

て食欲の制御に関わっているというよりは、正常の食欲の制御には関わらず、飢餓状態になると発現して摂食を促す緊急のシグナルではないかとも考えられた。現在ではＮＰＹはこのあと見ていくように、他の因子と共同して食欲亢進にはたらく物質であると考えられている。

弓状核のはたらき②αＭＳＨ

弓状核におけるもうひとつの重要なファクターが、αメラノサイト刺激ホルモン（αＭＳＨ）である。その重要性は、*ob/ob*マウスや*db/db*マウスとは別の肥満マウスから明らかになった。

そのマウスを「リーサル・イエロー」という。リーサル・イエローは毛色が黄色っぽく、*ob/ob*ほどではないが異常な肥満を呈する。このマウスでは、毛の色を薄くする作用のあるタンパク質をコードするアグーチという遺伝子が変異を起こしてしまっている。マウスなどの齧《げっ》歯《し》類の毛の色をつくるメラニン細胞は、αＭＳＨによって刺激され、メラニンという色素を活発に産生して細胞内に拡散させる。このことによって毛の色が黒くなるのだ。アグーチはこのαＭＳＨの作用を阻害する物質で、αＭＳＨが作用するＭＣ1受容体に結合し、その作用を邪魔してしまう。アグーチを発現するマウスはそのために毛の色が薄くなるのだ。

本来、アグーチは皮膚にしか発現しない。しかしリーサル・イエローでは、アグーチ遺伝子の異常により、脳内でもアグーチが発現してしまうという異常を呈していた。脳内で発現したアグーチは、脳内でのαＭＳＨの作用をも邪魔してしまう。異常な食欲の原因はそこにあると考えられたことから、αＭＳＨが食欲の抑制に関与していることが明らかになった。αＭＳＨは脳内でＭＣ４受容体という分子に作用し、食欲を強力に抑制する。リーサル・イエロー・マウスの脳内では、本来あるはずのないアグーチがαＭＳＨの作用を阻害してしまうため、異常な食欲が生じていたのである。つまり、αＭＳＨはＮＰＹとは逆に、食欲を抑制するはたらきをする因子ということになる（図３－４）。実際に、脳内にαＭＳＨを投与すると、動物は食べることをやめる。

αＭＳＨが食欲に与える影響は、ヒトの遺伝性肥満でも確かめられている。世界で初めてレプチンの欠損症を報告したケンブリッジ大学のオライリーらのグループは、１９９７年に非常に興味深い症例を報告している。その42歳の女性の患者は、小児の頃から大変な肥満に悩まされ、かつ糖尿病を呈していた。彼女の血液中にはレプチンがたっぷりあった。肥満者の血中レプチン濃度が高いのは第2章で述べたとおりだ。反面、本来なら肥満者では高値を示すはずのインスリンの濃度が低かった。膵臓のベータ細胞から分泌されるインスリンは、その前駆体である「プロインスリン」という分子が切断されてつくられる。彼女の遺伝子の解析の結果、プロインスリンの切断に関わるプロホルモン変換酵素1（PC1）という酵素をコードする遺伝子に異常があることが明らかにされた。そのため、インスリンが効率よく生成できなかったのである。

実は、αMSHもプロオピオメラノコルチン（POMC）という前駆体からつくられる。そして、その切断にはやはりPC1がはたらく。したがって、この患者の場合、インスリンの産生に問題があると同時に、食欲を抑制するαMSHの産生にも問題があったため、異常な食欲による肥満が起こっていたのだ。

さらにオライリーらは、家族性肥満の小児600名ほどを調べ、αMSHの前駆体POMCの遺伝子変異や、αMSHが作用するMC4受容体の遺伝子変異を同定している。たとえばPOMC遺伝子に変異のある人は、リーサル・イエローにも似た毛の色の異常と、高度な肥満をあわせもっている。これらの観察から、αMSHは食欲を抑制する非常に重要な因子であると考えられるようになっていった。

αMSHをつくるニューロンは、その前駆体POMC（ポム・シー）の名から「POMCニューロン」と呼ばれている。POMCニューロンも前述のNPYニューロンと同様に視床下部の弓状核に存在し、NPYニューロンのやや外側に集まっている。

さて、NPYの欠損はマウスの食欲にそれほど大きな影響はもたらさず、αMSHの欠損は食欲を異常に亢進させるというこれまで述べた研究から、レプチンの下流としてもっとも重要な経路は、αMSHをつくるPOMCニューロンが担っているのであろうと考えられるようになった。だが、この仮説は完全には正しくなかった。

2000年以降、マウスの特定のニューロンのみにおいて特定の遺伝子を欠損させる「コンディショナル・ノックアウト」という方法が広く使われるようになっている。もし、POMCニューロンのみがレプチンを受容するセンサーとしてはたらいているのであれば、POMCニューロンに発現しているレプチン受容体をマウスから選択的に取り除いてしまえば、*ob/ob*マウスや*db/db*マウスと同様の過食と肥満を呈するはずだ。しかし意外なことに、POMCニューロンのレプチン受容体のみを欠損させたマウスはたしかに肥満は呈したが、肥満度は*ob/ob*マウスのわずか20％程度にすぎなかった。この結果は、レプチンの下流として食欲を抑制しているのはPOMCニューロンだけではないことを意味していた。

一方では、NPYニューロンとPOMCニューロンは複雑な関係にあることがわかってきていた。NPYニューロンに発現するアグーチ関連タンパク質（AGRP）と呼ばれる物質が、さきほど出てきたアグーチと同様にαMSHを阻害する能力をもっていることが明らかになったのだ。つまり、NPYニューロンはPOMCニューロンの作用を抑制することがわかった。

もうひとつ、NPYニューロンは**GABA**というアミノ酸をも産生することが明らかになった。GABAは脳内で広く使われる抑制性の神経伝達物質である。つまりNPYニューロンは、NPY、AGRP、GABAという3種類の神経伝達物質をもっていることがわかった。したがって「NPYの遺伝子を壊してもマウスの食欲にほとんど影響がなかった」という66ページで述べた実験結果は「AGRPやGABAが残っているから」である可能性が出てきた。

実際にAGRPをマウスの脳内に投与すると、摂食量は亢進した。また、この遺伝子を視床下部で強力に発現するように操作した遺伝子改変マウスは、肥満になったのだった。

そこで、ここからはNPYを産生するニューロンをNPYニューロンあらため、**NPY／AGRP／GABAニューロン**と呼ぼう。このニューロンは食欲を亢進させる、いわば食欲に対するアクセルのようなはたらきをするニューロンであると思っていただきたい。NPY／AGRP／GABAニューロンに存在するレプチン受容体を欠損させたマウスは、NPY欠損マウスとは異なり明確な肥満になった。これは、本来であればNPY／AGRP／GABAニューロンのはたらきがレプチンによって抑制されることを意味している。さらに、POMCニューロンとNPY／AGRP／GABAニューロンの両方のレプチン受容体を欠損させると、肥満の程度はさらに強くなった。POMCニューロンの食欲抑制作用はレプチンによって引き起こされるからだ。

ブレーキとアクセル

要するに、視床下部の弓状核には、レプチンに応答するニューロンが2種類ある。ひとつはNPY、AGRPおよびGABAを産生し、食欲を強力にドライブする、いわばアクセルの役割をするNPY/AGRP/GABAニューロンである。このニューロンはレプチンによって抑制される。

もうひとつは、これとは逆に食欲に対するブレーキの役割をするPOMCニューロンである。ところで、POMCニューロンはαMSHのほかに、コカイン・アンフェタミン誘導転写産物（**CART**）という神経ペプチドもつくっている。実はこのCARTは当初、コカインやアンフェタミンなどの覚醒剤によって脳内で発現が増える因子として同定された。そしてこの物質は、強力な食欲抑制作用をもつ。覚醒剤を使用したときに食欲が強力に抑制され、明確な痩せ症状を引き起こす原因のひとつとなっている。

そこで、POMCニューロンは**POMC/CARTニューロン**と呼ばれることが多い。

読者のみなさんの頭の中はかなり混乱してきたと思われるので、ここで話を整理しよう。

レプチンからの信号が届けられる弓状核には食欲に対してアクセルのはたらきをするNPY/AGRP/GABAニューロンと、ブレーキのはたらきをするPOMC/CARTニューロンが

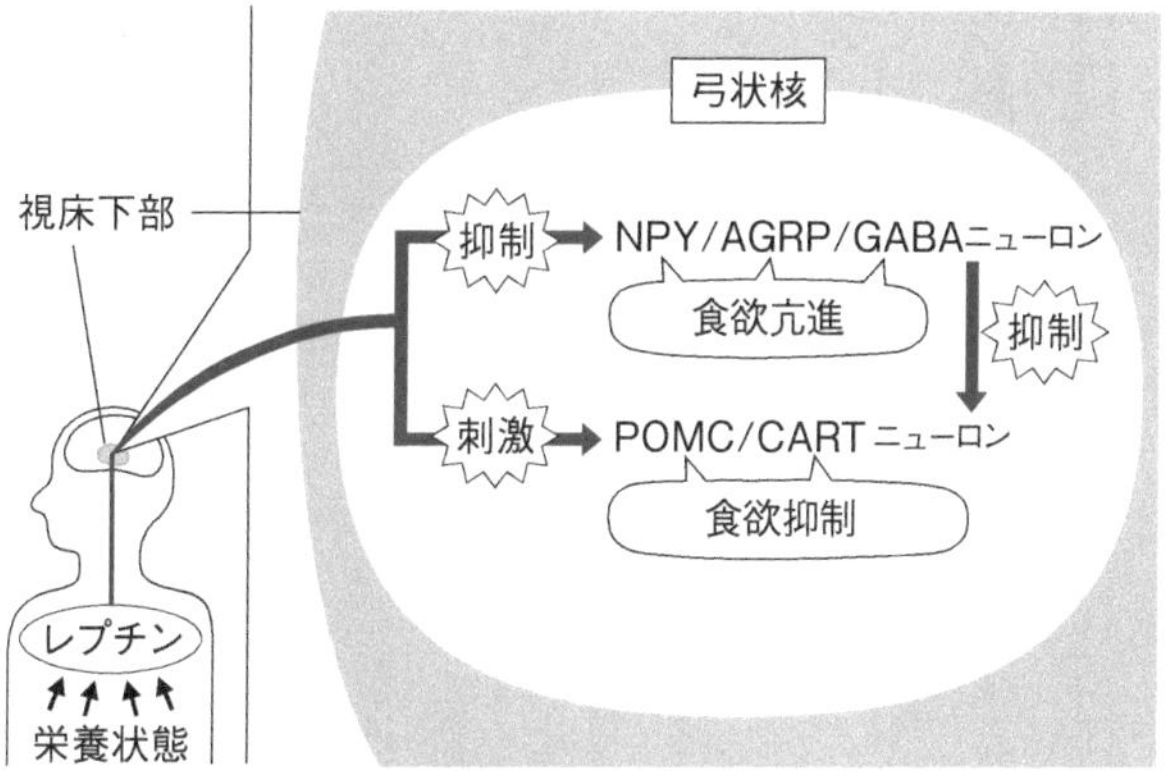

図３－５　図３－４はこう書き換えられる

ある。67ページの図３－４は、くわしくは図３－５のように書き換えられるわけだ。

ＮＰＹ／ＡＧＲＰ／ＧＡＢＡニューロンには食欲を強力に促進するＮＰＹが含まれている。ＰＯＭＣ／ＣＡＲＴニューロンには食欲を強力に抑制するαＭＳＨとＣＡＲＴが含まれている。さらにＮＰＹ／ＡＧＲＰ／ＧＡＢＡニューロンには、αＭＳＨの作用を邪魔するＡＧＲＰや、抑制性の神経伝達物質であるＧＡＢＡも含まれており、これを使ってＰＯＭＣ／ＣＡＲＴニューロンの作用を抑制している。

レプチンはＮＰＹ／ＡＧＲＰ／ＧＡＢＡニューロンを抑制し、ＰＯＭＣ／ＣＡＲＴニューロンを刺激することによって、食欲を抑制する。レプチンの血中濃度が下がればこの抑制がはずれて、食欲が惹起される。アクセルから足を離させ、ブレーキを踏ませるのがレプチンであるとイメージしていただければいいだろう。

2つのニューロンはそれぞれ数千個ずつあって、NPY／AGRP／GABAニューロンが弓状核の内側にあり、POMC／CARTニューロンはその外側に配置されている。

一時は、NPY／AGRP／GABAニューロンのはたきを阻害する物質が含まれていることから、このニューロンが食欲を亢進させる作用はPOMC／CARTニューロンの作用を邪魔することによる間接的なものであろうとする説もあったが、最近は、両者は関連はしているものの、独立に食欲を亢進、あるいは抑制させるシステムであると考えられている。

最近、特定のニューロンのみを光で刺激する技術がよく使われている。クラミドモナスという単細胞の緑藻類は、チャネルロドプシン2という分子をもっている。この分子は光に応答して電気活動を引き起こす性質がある。このチャネルロドプシン2を特定のニューロンに発現させてやることにより、光によってそのニューロンを刺激することができるのだ。この技術を使って弓状核のNPY／AGRP／GABAニューロンを刺激すると、マウスの摂食量が著明に増えることも示されている。つまりNPY／AGRP／GABAニューロンの興奮は直接、食欲の亢進に結びつくのだ。

弓状核のほかにも作用部位が

この章では、発見されたレプチンが脳にどのように作用するのかが明らかになるまでを見てきた。レプチンの情報は視床下部の弓状核に伝えられ、そこでNPY／AGRP／GABAニューロンとPOMC／CARTニューロンという2つのニューロンによって食欲が亢進あるいは抑制されていることがわかった。

読者のみなさんにはここまでを理解していただければ、とりあえず十分である。ただし、実は近年、この2つのニューロン群すべてからレプチン受容体を欠損させたマウスも、*ob/ob*マウスに比較すると、肥満度はかなり軽いことがわかった。

これは、レプチンが弓状核の2つのニューロン以外にも作用しているということである。実際に、視床下部腹内側核のニューロンや視床下部外側野のニューロン、あるいは視床下部以外に脳幹のニューロンにもレプチンが作用していることが最近明らかになってきている。なぜ、レプチンが血液脳関門を越えて脳幹のニューロンに作用できるのかはいまだにわかっていないが、レプチンを運ぶトランスポーターが存在するという説もある。

第1章で述べたように、満腹中枢といわれていた腹内側核にはグルコースによって活動が亢進するグルコース受容ニューロンがある。このニューロンにはSF-1という分子が発現していて、レプチンによって興奮することが示されている。この作用も、食欲抑制作用に役立っているらしい。

　また、摂食中枢である外側野には、グルコースによって活動が抑制されるグルコース感受性ニューロンがある。このニューロンの少なくとも一部には、オレキシンと呼ばれる神経ペプチドが存在していて、レプチンによって抑制されることがわかっている。

　さらに、脳幹の腹側被蓋野という部分に存在するドーパミンという物質をつくるニューロンも、レプチンの影響を受けていることがわかっている。ドーパミンは第5章で述べるように、報酬系に密接に関連し、食行動には不可欠なものである。

　以上のことから、レプチンはおもに弓状核に対して作用するが、その割合はおよそ半分ほどであり、残りの半分はほかの脳部位を制御することによって食欲をコントロールしていると考えられる。

第4章

二次ニューロンの機能

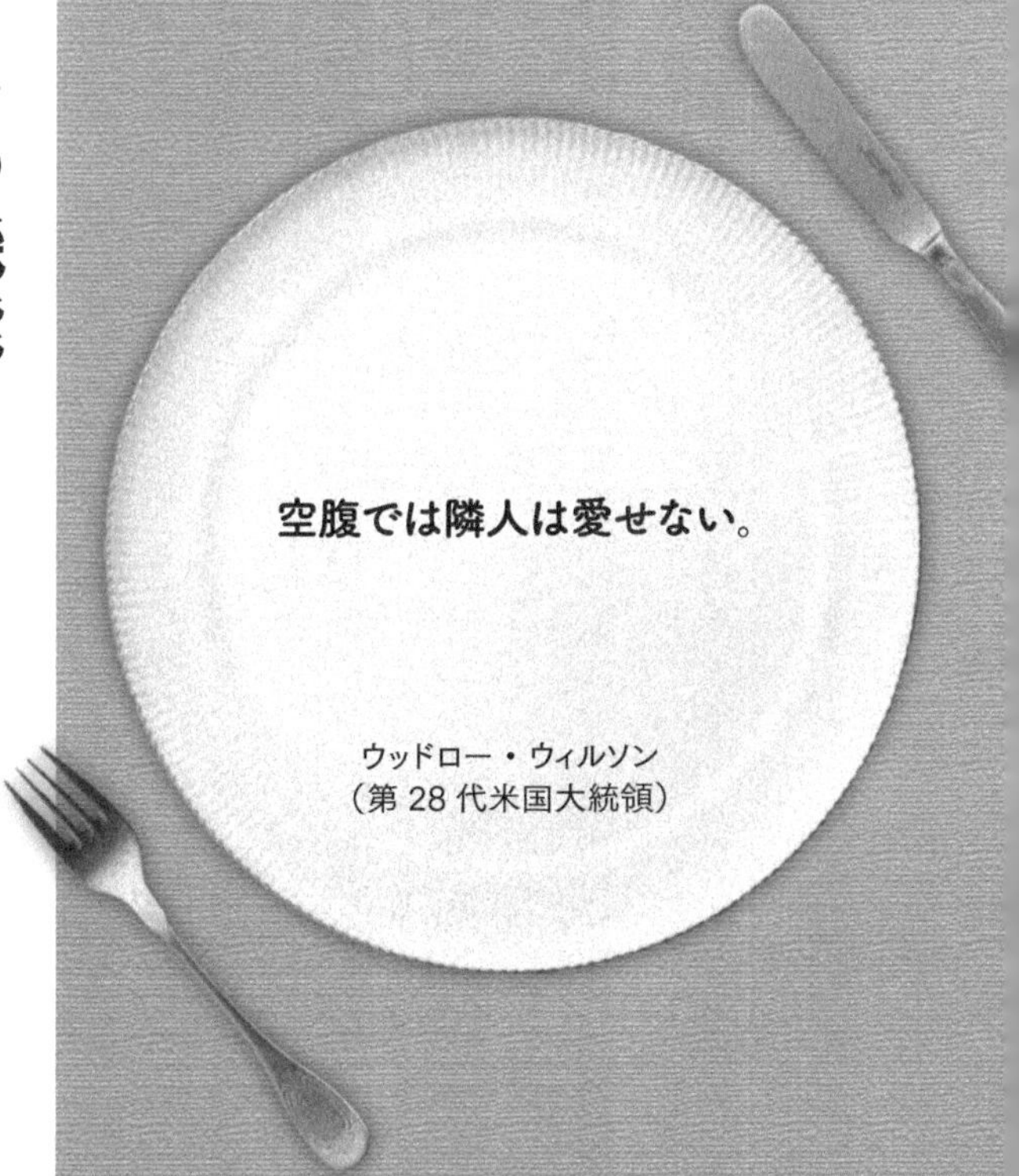

空腹では隣人は愛せない。

ウッドロー・ウィルソン
（第28代米国大統領）

レプチンは脂肪細胞の量に比例して増減する。つまり、その変化はかなり長期間の体重の変動を反映しているともいえる。体重あるいは体脂肪が変化するには、それなりの時間がかかるからだ。しかし、空腹感は長期の変動によってのみ感じるのではない。私たちは1日のうちにも何回もお腹がすき、食べれば満腹を感じている。こうした短期の制御も、やはりレプチンが脂肪細胞量のメッセンジャーとして機能することによってなされているのだろうか?

レプチンとは別の食欲制御システム

レプチンの血中濃度も空腹か満腹かによって変動するとはいわれているが、短期の変動においては、血糖値の影響が大きいと考えられている。

第1章で紹介したグルコスタティック・セオリー（糖定常説）の研究によって、腹内側核（満腹中枢）にはグルコースによって興奮するグルコース受容ニューロン（満腹ニューロン）があり、外側野（摂食中枢）にはグルコースによって抑制されるグルコース感受性ニューロン（空腹ニューロン）があることが明らかになった。脳内に満たされている脳脊髄液にはグルコースが含まれていて、その値は血糖値（血液中のグルコース濃度）によって変化する。空腹のときはその濃度は下がっているが、食事を摂ると上がる。つまり、グルコース受容ニューロンやグルコース感受性ニューロンは、血糖値の影響を受けて活動を変化させていると考えられる。

実は弓状核のＮＰＹ／ＡＧＲＰ／ＧＡＢＡニューロンやＰＯＭＣ／ＣＡＲＴニューロンは、レプチンによってだけではなく、グルコースによっても興奮し、あるいは抑制されることがわかっている。空腹になって血糖値が下がると、ＮＰＹ／ＡＧＲＰ／ＧＡＢＡニューロンは活動が活発になり、ＰＯＭＣ／ＣＡＲＴニューロンは抑制されることによって、食欲が惹起される。満腹になって血糖値が上がると、ＮＰＹ／ＡＧＲＰ／ＧＡＢＡニューロンは抑制され、ＰＯＭＣ／ＣＡＲＴニューロンは活発になることによって、食欲は抑制される。このように食欲とは、長期的には脂肪の、短期的には血糖値の変動に伴って亢進あるいは抑制されるものなのである。

つけ加えれば、血液中をめぐるペプチドホルモンにも、脳に全身の状態を伝える役割をしているものがある。コレシストキニンというペプチドは食後、消化管から分泌され、胆嚢を収縮させて胆汁を十二指腸に押し出すと同時に、迷走神経を介して脳に情報を伝え、満腹感を引き起こすといわれている。ほかにＧＬＰ-1、ＰＹＹというホルモンも食欲の制御に関わっているといわれている。

とくに注目されているペプチドホルモンが、グレリンである。これは現久留米大学の児島将康教授、国立循環器病センターの寒川賢治博士らによって１９９９年に発見されたホルモンで、胃や消化管で大量につくられ、胃の中が空になると血液中に分泌されて、弓状核のＮＰＹ／ＡＧＲＰ／ＧＡＢＡニューロンを刺激して食欲を引き起こすといわれている。まさに「空腹」を脳に伝

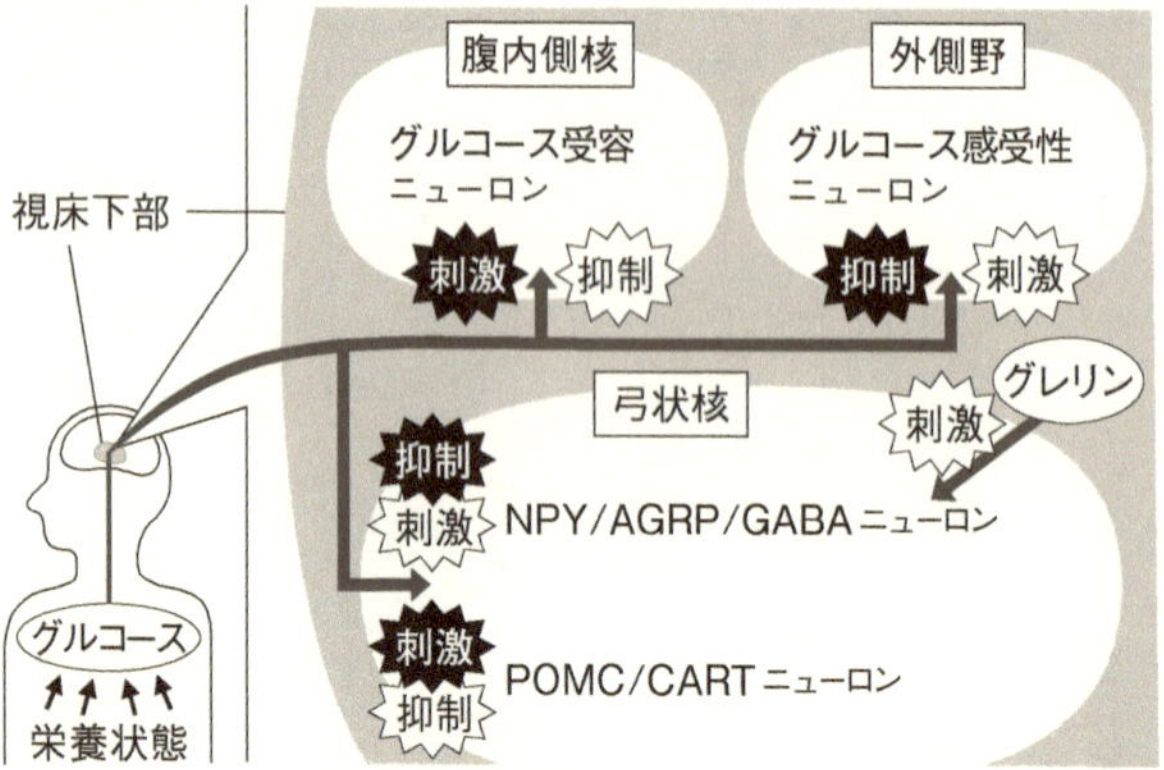

図４－１　短期の食欲を制御するシステム　＝満腹時　＝空腹時

えるホルモンなのだ。グレリン遺伝子欠損マウスはとくに摂食行動に異常は見られないのだが、ヒトにおいては、グレリンは空腹を惹起して食事行動を開始させるはたらきをもっているのではないかといわれている。

テキサス大学のジョー・ゴールドスタイン、マイク・ブラウンらはグレリンをつくるニューロンの中にＧＯＡＴという酵素があることを発見し、ＧＯＡＴのノックアウトマウスにストレスをかけて、飢餓状態にしてやると低血糖で死んでしまうことをつきとめた。この酵素がないと活性のあるグレリンはつくれない。実はグレリンは成長ホルモンの分泌にも関わっていて、活性のあるグレリンをつくれないＧＯＡＴ欠損マウスに成長ホルモンを補充するとマウスの低血糖は改善される。このことから、グレリンによる成長ホルモンの分泌は血糖値の調節に関わっていると考えられる。グレリンによる食欲上昇も、食行動を引き起こすことで血糖値の低下を改善する戦略だろう。

ここで短期の食欲制御システムについて整理しておこう（図4－1）。

【空腹のとき：血糖値低下】

・グルコース感受性ニューロン、摂食中枢、NPY／AGRP／GABAニューロンが興奮し、グルコース受容ニューロン、満腹中枢、POMC／CARTニューロンは抑制される。

・グレリンが血液中に分泌されてNPY／AGRP／GABAニューロンを刺激する。

【満腹のとき：血糖値上昇】

・グルコース受容ニューロン、満腹中枢、POMC／CARTニューロンが興奮し、グルコース感受性ニューロン、摂食中枢、NPY／AGRP／GABAニューロンは抑制される。

第1章で紹介したリポスタティック・セオリー（脂肪定常説）により説明されるシステムはレプチンによって長期の食欲制御システムとして実現されているのに対し、グルコスタティック・セオリー（糖定常説）にもとづくシステムは短期の食欲制御をつかさどっているということができる。

そして、いずれの場合においても弓状核のNPY／AGRP／GABAニューロンと、POMC／CARTニューロンは、レプチンやグルコースによって全身のエネルギー情報を感知するという重要な機能をはたしている。

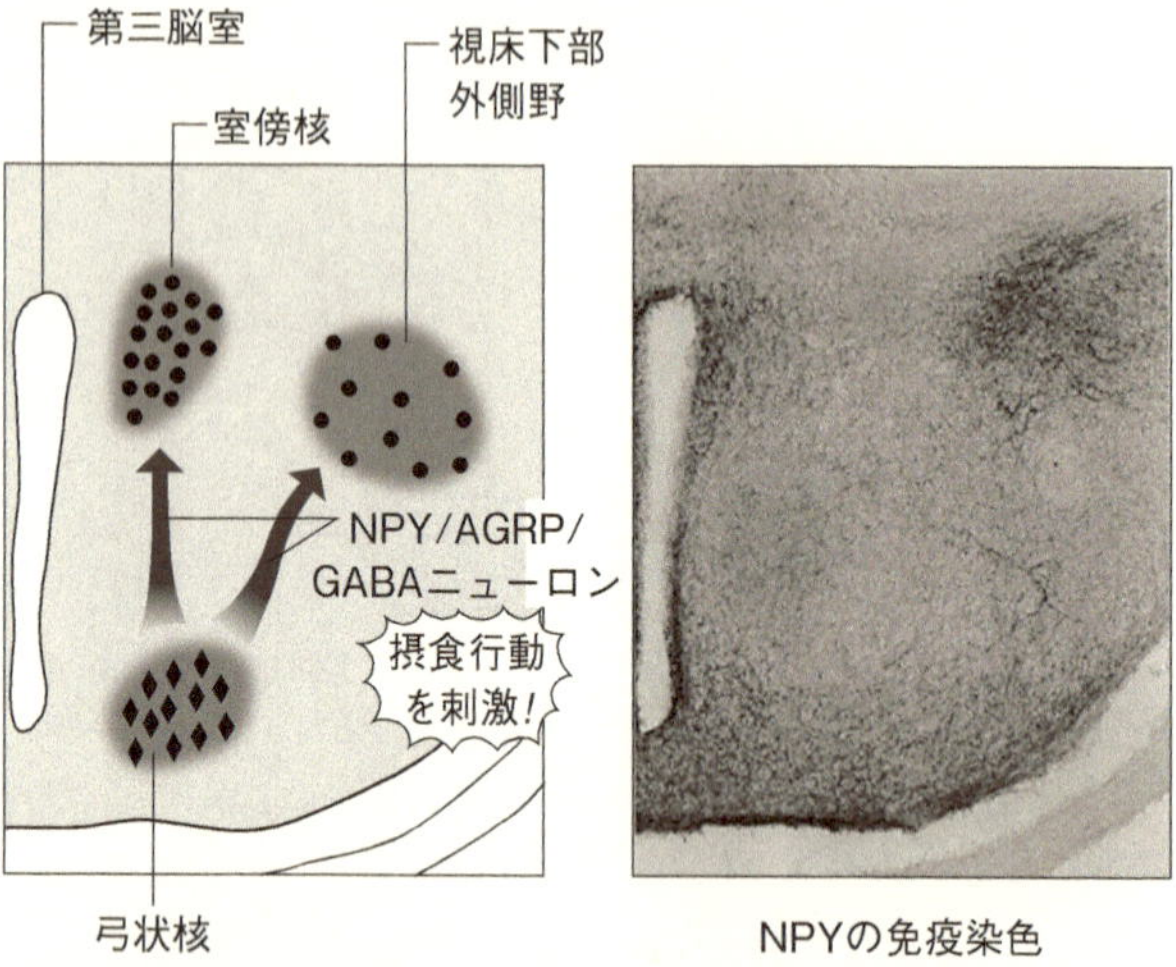

図4－2　NPY/AGRP/GABAニューロンが終止する場所

弓状核から二次ニューロンへ

しかし、食欲が脳内で生じて、それが摂食行動へと結びつくためには、脳のさらに広範な機能が必要になる。弓状核の２つのニューロンはいわば、身体に存在するエネルギーの貯蔵量をモニターするためのセンサーである。ところがこれらのニューロンは、情報を伝える軸索が視床下部の中でほとんどが終わってしまっている。たとえば摂食行動を刺激するとされるＮＰＹ／ＡＧＲＰ／ＧＡＢＡニューロンの軸索は、視床下部のおもに室傍核という部分と、外側野で終わっている（図４－２）。つまり、レプチンやグルコースの情報を受け取った弓状核のニューロンが、それ自身で摂食行動を引き起こすとは考えにくい。視床下部だけでは行動は引き起こせないからだ。弓状核のニューロンはあくまでセンサーであり、その情報は室傍核や外側野のニューロンにバトンタッチされていると考えられる。弓状核からの情報を最初にキャッチするこれらのニューロンを、ここでは「二次ニューロン」と呼ぶことにする。

二次ニューロンが存在するこの2つの領域のうち、外側野は第1章でお話ししたように、摂食中枢とされる部分である。一方、室傍核は、神経内分泌という、神経系と内分泌系をつなぐ部分である。食欲の「もと」をたどる旅の本章では、これら二次ニューロンの機能を読み解いていこう。

外側野の3種の脳内物質

視床下部の外側野は、この部分を左右両側とも壊してしまうと動物は食欲を失い、餓死してしまうので、摂食行動に重要な役割をはたす摂食中枢であると考えられた。その後、破壊実験の結果はこの部分を通る神経線維、すなわち脳幹の腹側被蓋野からのドーパミン作動性ニューロンの軸索を破壊してしまったことによるとする説も唱えられているが、やはり外側野は食欲の制御において重要な部分であることは近年、確認されつつある。

外側野に存在するニューロンは、脳内全体に軸索を送っていることが知られている。つまり、外側野は脳全体の機能に影響を与えることができる。弓状核というセンサーからの情報は視床下部の外にはあまり出ていかず、いったん外側野に伝えられ、外側野から脳内全体に情報が伝達される。食欲を感じるのは視床下部自体ではなく、もっと上位の脳だと考えられる。摂食行動が発現するにも視床下部だけでは足りず、外に情報が送られる必要がある。その送り手となるのが外側野である。では、外側野は弓状核からの情報をどのように処理して、視床下部の外に伝えているのだろうか。

外側野には、摂食行動との関連が注目される脳内物質としてメラニン凝集ホルモン（ＭＣＨ）、オレキシン、ＱＲＦＰの３種がある。これらはどんな仕事をしているのか、それぞれについて見ていこう。

メラニン凝集ホルモン（ＭＣＨ）

この物質は魚類であるサケの脳下垂体において色素凝集をつかさどるものとして１９８３年に北里大学の川内浩司教授らにより同定されたホルモンで、サケの体表にある細胞のメラニン顆粒を凝集させ、身体の色を薄く変色させる作用がある（ちなみに第３章で登場したαＭＳＨは逆に色素を拡散させ、身体の色を濃くする作用をもっている。魚類などの下等動物で体色の変化に関わっているホルモンが、哺乳類においては共通して食欲の制御に関わっていることは興味深い）。

１９８９年には哺乳類であるラットの脳にもＭＣＨがあることがわかった。

MCHと食欲との関係は、*ob/ob*マウスの脳視床下部でMCHをコードするメッセンジャーRNAの発現が増えていることから示唆された。第2章で述べたように、レプチンを欠損した*ob/ob*マウスでは、実際には高度な肥満であるが、脳が勘違いをして飢餓状態にあると判断しているはずであり、飢餓に対応した応答が脳内で生じていると考えられる。そこで、ボストンにあるベス・イスラエル・ディーコネス医療センターのマラトス=フライヤーのグループは、*ob/ob*マウスの脳内で発現が変化している遺伝子を検索したところ、MCHが過剰発現していることがわかったのだ。MCHは視床下部の外側野（つまり摂食中枢）に限定して発現していたので、この物質は摂食行動に何か重要な関与をしていると考えられた。

しかし、MCHが食欲にどう関わっているかについては論争がしばらく続いた。MCHを動物の脳に投与すると餌を摂る量は増えるものの、それはNPYのような強力な作用ではなかった。だがフライヤー研究室（当時）の嶋田昌子らは、MCHの遺伝子欠損マウスを作成し、MCHが食欲と体重にどのような影響をおよぼすかを検討して1998年に次のような成果を発表した。

MCH欠損マウスは、体重が正常のマウスよりも20％低い「痩せ」をきたし、食餌摂取の減少と基礎代謝の亢進が認められた。レプチンやαMSHなど、ただ1つの遺伝子が欠けるだけで肥満になる例はたくさんあるが、逆にただ1つの遺伝子を壊しただけで食欲が減少し、痩せることはきわめて珍しい。たとえば強力な摂食亢進物質であるNPYやグレリンの遺伝子を壊しても、摂食量にも体重にも変化は見られない。食欲は生命維持に直接関わるものなので、二重、三重の安全機構がほどこされていると考えられる。ところが、MCHの遺伝子のみを壊したMCH欠損マウスでは、痩せと食欲の減退が見られたのである。このことは、MCHが食欲の亢進に大きな役割をはたしていることを示していた。MCHを産生するMCH作動性ニューロンが摂食中枢、つまり視床下部の外側野のみに存在することも、MCHが摂食行動に強く関与していることを示唆していた。

また、MCHは単に食欲を亢進させるだけではないこともわかった。MCHを動物の脳内に投与すると、摂食量が増えるとともに代謝が下がることから、MCHは摂食量においても代謝においても、体重を増やす方向にはたらくということがわかった。

では視床下部を出たMCHからの信号は脳のどこに送られているのか。MCHを受けとめる受容体のひとつであるMCH1受容体は、1999年に5つのグループがほぼ同時に明らかにした。受容体の正体がつきとめられると、その脳内での組織分布がわかる。MCH1受容体はマウスやラットの脳内に広く分布しているが、なかでも動物が「報酬」という快感をおぼえるときに重要な機能をはたしている報酬系に関わる側坐核や外側中隔という部分に強く発現している。側坐核は近年、食欲との関連で注目されている部分である。「食べたい」という欲求は、あるいはこの部分で引き起こされるのかもしれない（図4－3）。

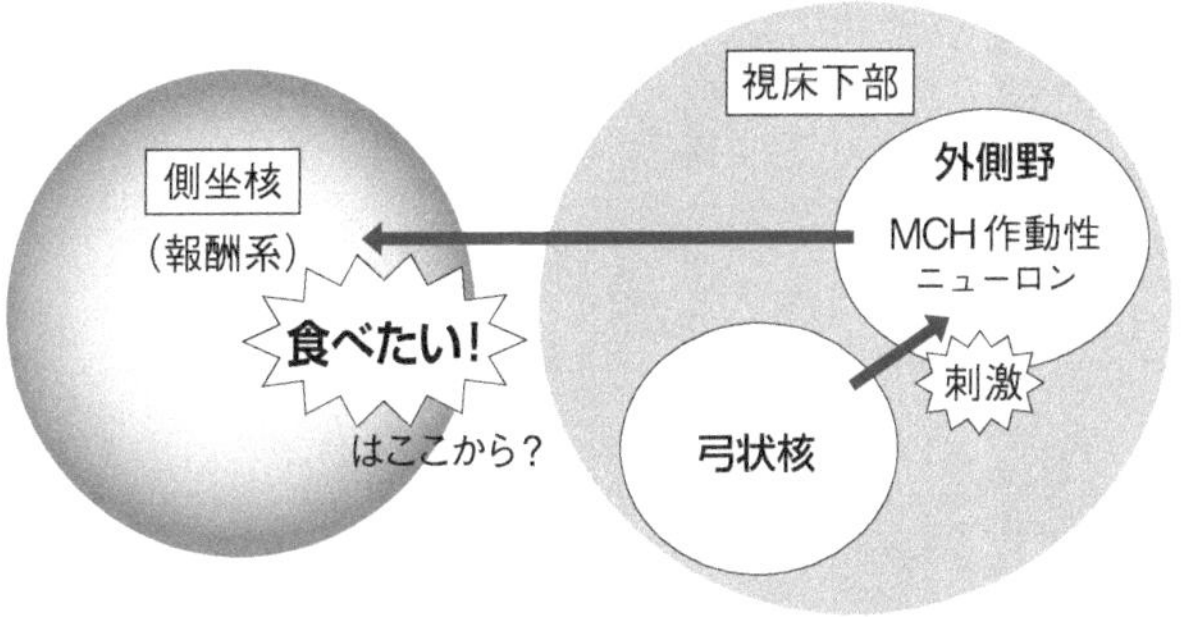

図４－３　MCH作動性ニューロンから側坐核への入力

これらの知見から、ＭＣＨが生理的な食欲の制御に強く関わっていることが予想された。そして、ＭＣＨの作用を抑制するＭＣＨ１受容体拮抗薬をつくれば、それは食欲を抑制する薬物となるのではないかと考えられた。２００２年にはＭＣＨ１受容体欠損マウスのくわしい記録が発表されたが、その結果は意外なものだった。ＭＣＨ１受容体欠損マウスは正常マウスより痩せてはいたが、それは代謝の亢進によるものであり、摂食量はむしろ増えていたのだ。これは、ＭＣＨ１受容体欠損マウスでは、報酬系に関与する側坐核に作用するドーパミンのはたらきが強くなっていることによると考えられた。ＭＣＨと食欲の関連は複雑なものであることは確かなようだ。

それでもＭＣＨの作用を抑えるＭＣＨ１受容体拮抗薬は数多くつくられていて、長期にわたり連日投与することで高カロリー食による肥満を防ぐことが報告されている。現在もいくつかの製薬企業が開発を続けていて、肥満症を対象疾患として治験段階に進んでいるものもある。

一方で、MCH1受容体拮抗薬には抗うつ作用・抗不安作用もあることが報告されている。つまりMCHは不安を引き起こす作用をもっているとも考えられるわけだ。「何かを食べなくてはならない」という不安を思い浮かべればわかりやすいかもしれない。強く食欲が起こっているときは、強迫的に食べ物を食べることを考えるようになる。これは「食べないことによる不安」ととらえることもできる。

MCH1受容体が報酬系の側坐核に発現していることは、MCHが感情や行動にダイレクトに関与していることを示唆しているが、いまだにMCHが食欲に与える作用については、すっきりとした説明はなされていない。ヒトにはMCH2受容体というもうひとつのMCH受容体があるのだが、マウスやラットにはMCH2受容体が存在していないことも、研究を進めるうえで大きな壁になっている。

オレキシン

かつて私がテキサス大学ダラスサウスウェスタン医学センターの柳沢正史教授の研究室で博士研究員として研究をしていたときに発見に関わったのが、オレキシンというペプチドである。1

996年の夏にこの物質を精製するまでの経緯については、拙著『睡眠の科学』（講談社ブルーバックス）にくわしいので、ご興味のある方はご覧いただければ幸いである。

私たちはオレキシンを、ある未知の受容体に作用する生理活性ペプチドとして同定した。アミノ酸が数個から数十個ほどつながったペプチドのなかで、生理的な活性をもつものを生理活性ペプチドという。とくに神経系や脳で作用するものは神経ペプチドとも呼ばれる（→43ページ）。前項のMCHやオレキシンも神経ペプチドのひとつである。

ほとんどの神経ペプチドは、Gタンパク質という情報伝達分子に情報を伝えるタイプの受容体に結合する。このような受容体をGタンパク質共役型受容体という。私たちがその研究をはじめた当時、ゲノムプロジェクトが進むことによって、ヒトの遺伝子の中にはGタンパク質共役型受容体をコードする遺伝子がたくさん存在することが明らかになっていた。だがそれらの受容体の中には、相手となる物質がわかっていないものもたくさんあった。なんらかの脳内物質に対応するはずの受容体は存在するのに、相手となる物質がわからないのだ。私たちはこれら未知の脳内物質を探索し、同定する過程でオレキシンを発見した。これは通常の、生理活性をもとに物質を同定するという手順とは異なっていたので、私たちは同定したオレキシンにどのような生理作用があるのかを見いだす必要に迫られていた。

私たちはまず、このペプチドがどこに発現しているのかを調べた。きわめて印象的なことに、この物質は摂食中枢である視床下部外側野に、左右対称に分布していた。この分布はMCHのそれによく似ていたが、両者は別々のニューロンに発現していた。当時はレプチンの発見から数年を経て、その作用機構の解明に向けて世界中の科学者が邁進していた頃で、さまざまな神経ペプチドが視床下部で食欲の調節に関わっていることが明らかになってきていた。そこで私たちはオレキシンも食欲の制御に関わっているのではないかと考え、この物質をラットの脳内に投与してみた。すると、ラットの摂食量が顕著に増加した。しかも、ラットに絶食させると、オレキシンの発現が増加することがわかった。私たちは、オレキシンは摂食中枢において食欲を亢進させる物質に違いないと考えた。

私たちがオレキシンを発表すると、多くの製薬会社はオレキシンをターゲットにした創薬に乗り出した。この物質を阻害する薬物をつくれば食欲をコントロールできると考えたのだ。しかし、ことはそう簡単には進まなかった。

オレキシンの同定後、私は日本に帰り、オレキシンの機能解析を続けた。一方、柳沢研究室では、リック・シメリがオレキシン欠損マウスを解析していた。オレキシン欠損マウスは1日の摂食量が正常のマウスよりも5％ほど少なかった。その理由は何かをつきとめようと、シメリはマウスの夜間の摂食行動を赤外線ビデオカメラで撮影してみた。すると、活発に毛繕いなどをしていたオレキシン欠損マウスが、突然、あたかもスイッチが切れたように倒れてしまうのが観察された。やがて、これはナルコレプシーという睡眠障害によるものであることが明らかになった。ナルコレプシーとは「強い眠気」をおもな症状とする病気で、気絶するように眠ってしまうという特徴がある。覚醒をきちんと維持できない睡眠障害なのだ。

ところで、スタンフォード大学のミニョーらのグループは、イヌを使って長年にわたりナルコレプシーの研究をしていた。彼らは遺伝性ナルコレプシーのイヌを分析し、ナルコレプシーはオレキシン受容体のひとつであるオレキシン2受容体の遺伝子に異常があると引き起こされることを明らかにした。イヌであれマウスであれ、オレキシンという物質が関わる情報伝達システムに障害が起こると、ナルコレプシーが発症するのだ。ながらく原因不明とされ「謎の睡眠病」と呼ばれたのも当然だった。オレキシンが見つかるまで、原因物質そのものがわかっていなかったのだ。この発見のインパクトは、オレキシンが「睡眠と覚醒に関わる物質である」というイメージを強固に確立することになり、「食欲制御物質」としての側面は、印象が薄くなっていった。

しかし私たちは、オレキシンはやはり摂食行動にも重要な役割をはたしていると考えていた。なぜなら「覚醒」は、食欲においても重要なファクターであると考えたからである。

みなさんはおいしそうなものを見ると、目が覚めるような感じがするのではないだろうか？　また、イヌなどのペットに餌を見せると、すごく興奮するのはよく知っているだろう。これは、食物を感覚が認識することによって脳の覚醒レベルが上がっていることを示している。食欲はさまざまなファクターが複雑にからみあってできあがっているが、「覚醒」もその重要なファクターのひとつなのである。報酬として食物の供与を約束されることで、脳の覚醒レベルが上がる。これが、食欲が起こるために重要なのだ。それを裏づけるように、オレキシン作動性ニューロンには感情をつかさどる大脳辺縁系からの豊富な入力があり、身体のエネルギーレベルをモニターするシステムが内蔵されている。

動物は食事を摂らないでいる時間が長くなると、つまり絶食状態が続いて体内のエネルギーレベルが下がると、活動量が増えていく。一見、エネルギーが足りないのならじっと休んでいたほうがいいように思えるが、それは間違いである。じっとしていても餓死するまでの時間が多少長くなるだけであり、覚醒レベルを上げて食物を探し出すことが生き残る道なのだ。オレキシン作動性ニューロンは血糖値の低下によって興奮し、血糖値の上昇によって抑制される。これは第1章で述べたグルコース感受性ニューロンにほかならない。弓状核のNPY／AGRP／GABAニューロンからの投射を受けているオレキシン作動性ニューロンは、血糖値が下がるとNPY／AGRP／GABAニューロンからの指令も受けて刺激される。飢餓状態がオレキシン作動性ニューロンを興奮させ、覚醒レベルを上昇させて食欲をサポートするのだ。

つまり、オレキシンが食欲に関わるシステムには大きく2とおりがある。ひとつは、感覚系が食物を認知することにより、大脳辺縁系からの情報を介してオレキシン作動性ニューロンが

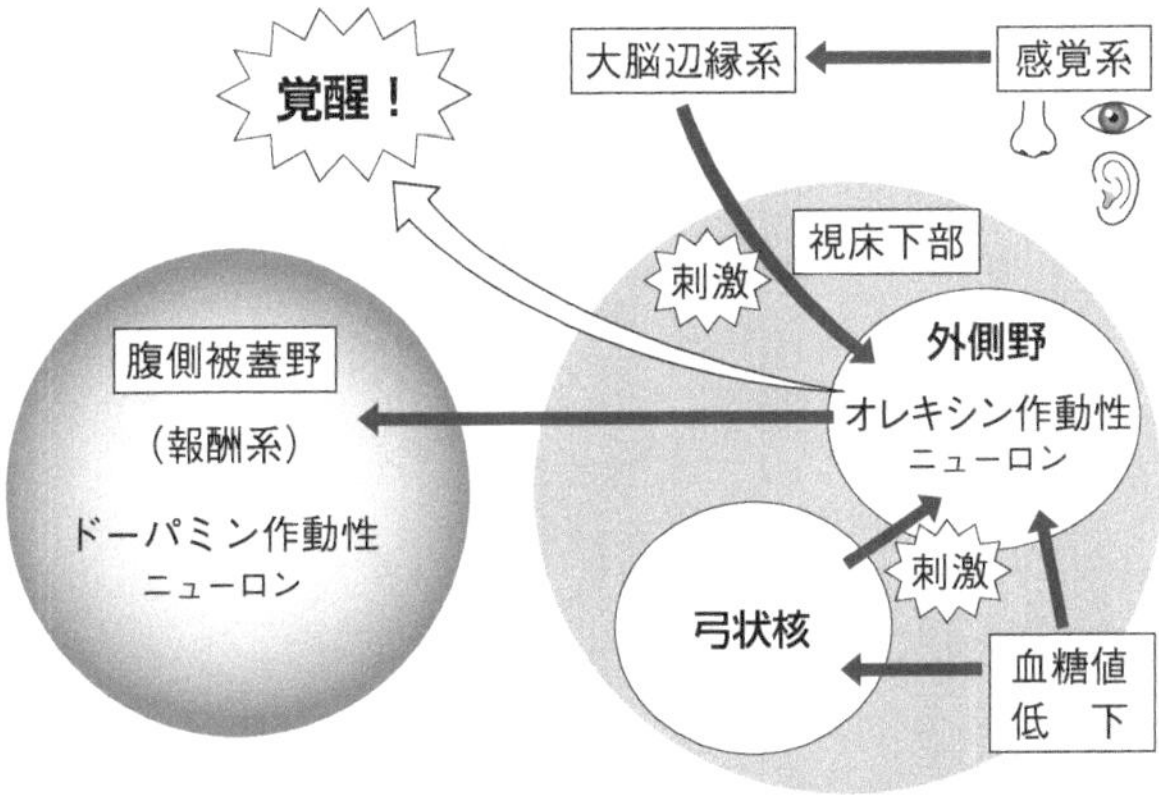

図４－４　オレキシン作動性ニューロンから腹側被蓋野への入力

興奮し、覚醒レベルと食欲が惹起されるシステム。もうひとつは、飢餓状態時に血糖値が低下することでオレキシン作動性ニューロンが興奮し、覚醒レベルと食欲が惹起されるシステムである。

オレキシン2受容体が欠損したナルコレプシーのイヌは、おいしそうな餌を見せるとカタプレキシー（情動脱力発作）と呼ばれる、筋肉の力が入らなくなる発作が起きてしまう。これは、餌という報酬を認知することによって食欲が惹起される際に、正常であればオレキシン系が作動していることを示唆している。このように、オレキシンは食欲のなかの「覚醒」という要素をおもにつかさどっている。

また、オレキシンは報酬系とも密接な関わりをもっている。腹側被蓋野にあって、報酬系において中心的な役割をしているドーパミン作動性ニューロンにもオレキシン作動性ニューロンは出力を送っていて、２種のニューロンは連携して報酬系の制御に関わっているとされる。オレキシンは「報酬」としての食物と、食欲を結びつけるはたらきもしていると考えられるのである（図4－4）。

QRFP

ＱＲＦＰは最近になって見つかった神経ペプチドだ。２００３年にシェリング・プラウ社のグループがバイオインフォマティクスという手法により同定し、その後、武田薬品のグループも同様の報告をしている。実際に脳内でこのペプチドがどのような形で存在するのかは謎だったが、筆者らのグループがラットの脳から43アミノ酸残基からなるＱＲＦＰを同定して精製し、構造決定した。ＱＲＦＰをマウスの脳内に投与すると、餌を食べる量が大幅に増加した。その作用の強さは、非常に強い食欲亢進物質であるグレリンに匹敵するものであった。しかも、この物質は絶食によって発現が増えることもわかった。

私たちはこの物質の生理的な重要性を明らかにするために、ＱＲＦＰ遺伝子欠損マウスを作成してみた。すると、ＱＲＦＰ欠損マウスは餌を食べる量が7％ほど正常のマウスよりも少なく、その結果、体重が1割ほど少なくなった。ＭＣＨの項でも述べたが、単一の遺伝子を壊しただけで体重や摂食量が減ることはきわめて珍しい。ＮＰＹやグレリンといったきわめて強力な摂食促進作用を起こす物質でも、それらを単独で欠いたマウスに食欲への影響はまったくといっていいほど見られない。ＱＲＦＰが食欲制御に与える影響がいかに大きいかがわかる。

ＱＲＦＰ作動性ニューロンには、ＮＰＹ／ＡＧＲＰ／ＧＡＢＡニューロンがシナプスをつくって結合していることが明らかになっている。そしてＱＲＦＰ作動性ニューロンは、ＭＣＨの項でも登場した側坐核に投射し、信号を送っている。側坐核は「快感の中枢」として知られているが、実際には「行動選択」に関与していると考えてよい。つまり自分が何かをしたいという「欲求」をつくり出すことによって、報酬を手にするべく行動を選び出しているのである。この報酬を得るための行動をとっているとき、側坐核ではドーパミンの分泌が増え、ワクワクするような高揚感を演出する。脳幹の腹側被蓋野にあるドーパミン作動性ニューロンが側坐核に豊富な投射をしていて、「報酬」を感じたときに信号を伝えるからである。このとき「報酬」を得た原因となる行動が強化され、次回も同様の行動をとるようになる。

弓状核からの情報を受けとって側坐核に伝えるＱＲＦＰは、食行動を惹起させる食欲のメディエーターとして注目される物質である。実際にマウスの側坐核にＱＲＦＰをごく微量投与すると、きわめて強力な食行動が惹起される（報酬系については次の章であらためてくわしく述べる）。

このように視床下部の外側野は、弓状核というセンサーで得た「全身の栄養状態」に関する情報を受けとめ、３つのニューロンによって報酬系へと伝えている（図４－５）。

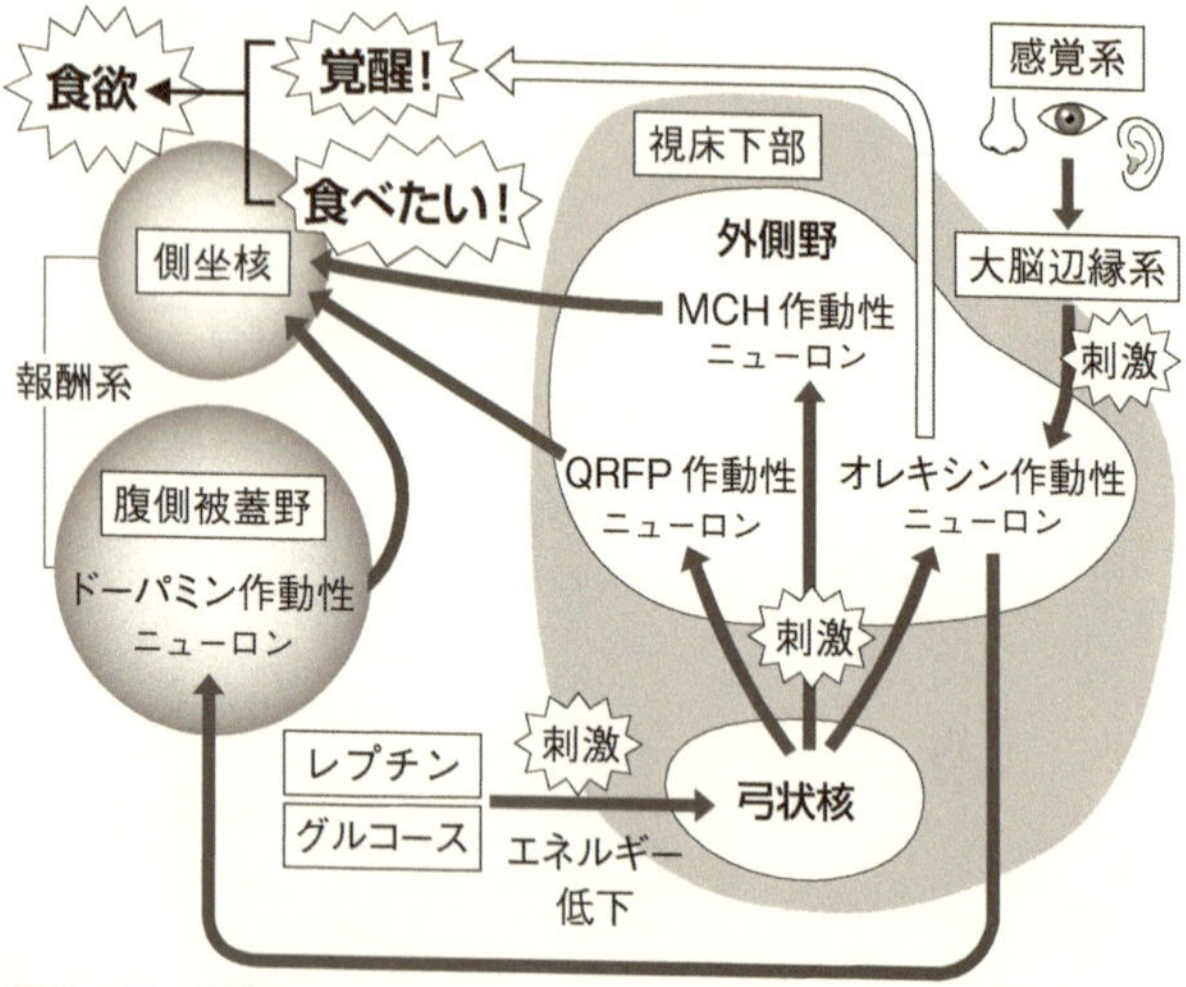

図4－5　外側野の３つのニューロンから報酬系（側坐核腹側被蓋野への入力）

外側野への入力系

食欲を起こすには報酬系のほかにも、「覚醒系」「報酬系」「行動選択」といった多面的なシステムを総動員する必要がある。そのため外側野はセンサー部と脳全体の機能を結ぶインターフェイスとして、視床下部からの出力系の役割をしている。

しかし、外側野は単に受け取った情報を送り出すだけではなく、それ自身で多くの情報を処理していると考えられている。外側野には視床下部の中からだけではなく、脳のさまざまな部位から入力がある。これは、外側野が弓状核からの「全身の栄養状態」に関する情報のほかにも、さまざまな情報を受けて処理していることを意味している。

感情に関わりをもつ大脳辺縁系からも、外側野への豊富な入力がある。とくに辺縁系に属する扁桃体は、感覚系から得られた情報を処理して、その情報にどのような価値があるかを判断するシステムである。「食」はエネルギーを得るためだけの行動ではなく、精神的な満足を得るためのものでもある。みなさんもおいしそうなものを見たとき、その匂い、あるいは音からでさえ、食欲を惹起されることがあるだろう。あるいは歯ざわりも重要なファクターであろう。これらはすべて感覚系によって処理され、大脳辺縁系に伝えられ、食欲に影響を与える情報となる。そして視床下部の外側野に伝えられ、弓状核からの「全身の栄養状態」に関する情報と統合されて、適切な食行動を惹起するために脳の各部に送られるのだ。

室傍核の機能

この章では弓状核の下流の二次システムともいえる外側野の機能について述べてきたが、もうひとつの重要な二次システムが視床下部の室傍核である。

室傍核は自律神経機能や内分泌機能に関係が深い部分である。レプチンは体重を一定に保つためのホルモンであり、食欲を抑えるだけではなく代謝もコントロールしている。代謝をコントロールするには自律神経や内分泌系を制御しなければならない。交感神経がはたらけば脂肪細胞や筋肉でのＡＴＰの消費を高めて熱として放散させ、代謝が亢進する。甲状腺ホルモンが分泌されれば、それが全身の細胞にはたらいて、やはり代謝を高める。室傍核はこのような代謝の制御をつかさどるシステムである。

室傍核には「神経分泌ニューロン」が存在している。これはニューロンの性質と、内分泌細胞（血液中にホルモンを分泌する細胞）の性質をあわせもった細胞である。血液中にホルモンを分泌するという、ほかのニューロンにはない特徴をもっているのだ。そのなかでおもに食欲や体重の調節に関係するのは、副腎皮質刺激ホルモン放出ホルモン（ＣＲＨ）という神経ペプチドを分泌するニューロンである。

その軸索の末端は、正中隆起という部分に投射し、ここから血管に分泌されたＣＲＨは脳下垂体前葉に作用して、副腎皮質刺激ホルモン（ＡＣＴＨ）を分泌させる。ＣＲＨの発現を刺激するのはさまざまなストレスである。痛みなどの身体的ストレスのほか、心理的なストレスもＣＲＨの分泌を増やす。その結果、副腎皮質ホルモンの増加をきたし、ストレスに対する耐性を高めるわけだ。このときＣＲＨは、脳内で食欲を抑制する方向にはたらくことがわかっている。つまりストレスは食欲を抑制するのだ。

また、ＮＰＹはＣＲＨの合成と分泌を抑制する。つまりレプチンには、ＮＰＹを介してＣＲＨの合成・分泌を抑制する作用もあり、これがＮＰＹによる食欲亢進作用の一部であると考えられる。ただし最近の知見では、この系はあまり大きな役割ははたしていないようだ。

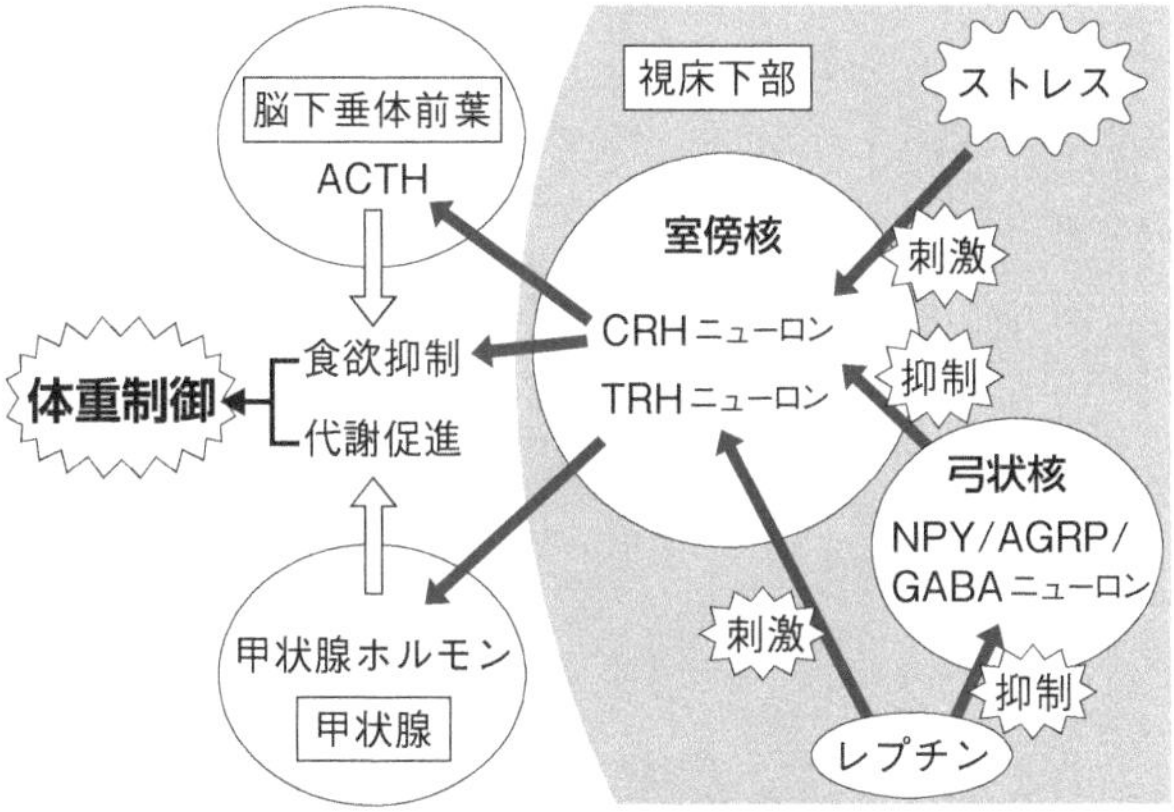

図４－６　室傍核が代謝に作用し体重を制御するしくみ

しかしレプチンはほかに、やはり室傍核にあるサイロトロピン放出ホルモン（ＴＲＨ）産生ニューロンに作用し、ＴＲＨの合成と分泌を促進する。これは体重の制御に大きな意味をもつ。ＴＲＨは視床下部前葉に作用し、甲状腺刺激ホルモン（ＴＳＨ）の分泌を刺激する。ＴＳＨは甲状腺という喉の前の部分にある内分泌組織に作用し、甲状腺ホルモン（Ｔ３、Ｔ４）の分泌を刺激する。甲状腺ホルモンは全身の細胞の代謝を高める作用をもっている。レプチンが体重を制御するにあたっては、食欲への作用のほかに、この代謝への作用が大きな役割をはたしているのだ（図４－６）。

またレプチンは、視床下部の視索前核という部分に存在する性腺刺激ホルモン放出ホルモン（ＧｎＲＨ）という神経ペプチドの合成と分泌にも大きく影響する。体脂肪率が上がってレプチンの血中濃度が上がればＧｎＲＨの合成と分泌が刺激され、逆に体脂肪率が下がり、レプチンの血中濃度が下がればＧｎＲＨの分泌が少なくなる。

ＧｎＲＨは門脈血流へ分泌され、脳下垂体前葉の性腺刺激ホルモン産生ニューロンを刺激する。この経路は性腺機能の維持に重要で、そのはたらきによって、飢餓状態のときは性腺機能が低下する。これは第1章で述べた「リポスタットは食欲のみならず、生殖能力にも関係がある」というレイベルの洞察に理論的なバックグラウンドを与えることになった。レプチンレベルが極端に下がった飢餓状態での出産は危険なため、性腺機能を低下させて不妊状態をつくり出しているのである。

室傍核と食べ物の嗜好性

飢餓状態におかれると、動物は脂肪に富んだ食物よりも炭水化物を多く含んだ食物を好むようになる。これは炭水化物のほうが直ちに血糖値を上げて脳の機能を維持するために有利だからである。

生理学研究所の箕越靖彦教授らは、室傍核におけるＣＲＨ産生ニューロンと、そのニューロンがもつＡＭＰキナーゼと呼ばれる酵素が、絶食時における嗜好性の変化に関わっていることを見いだした。飢餓状態になってＮＰＹ／ＡＧＲＰ／ＧＡＢＡニューロンの活動が高まり、ＰＯＭＣニューロンの活動が低下すると、その情報は室傍核のＣＲＨニューロンに伝えられ、ここでＡＭ

ＰキナーゼというI酵素が活性化される。その結果、ＣＲＨニューロンの脂肪酸酸化が亢進することにより、嗜好性が炭水化物を好むように変わるという。

しかし、肥満動物では絶食をしても嗜好性が変化することがなくなっているため、飢餓状態でも高脂肪食を好む。

ちなみにＡＭＰキナーゼは酵母にも存在し、細胞のエネルギー状態によって活性を変化させ、細胞機能の調節をしている。酵母よりはるかに進化した哺乳類においても同様に、全身のエネルギー状態とその制御に密接に関与していることは非常に興味深い。

最近では、室傍核は代謝や自律神経の制御のみならず、積極的に食行動の亢進に関わっていることも次々に示されている。


このように、弓状核からの情報を受けた視床下部の二次ニューロンは、それら自体もレプチンや血糖値の影響を受けながら、食欲、食行動、内分泌機能を制御している。さらには自律神経機能をもコントロールして、体重や全身機能をコントロールしている。

次章では、視床下部から外へ送り出された情報が、「食欲」となり「食行動」に結びつくまでを見ていく。

第5章 視床下部から行動へ

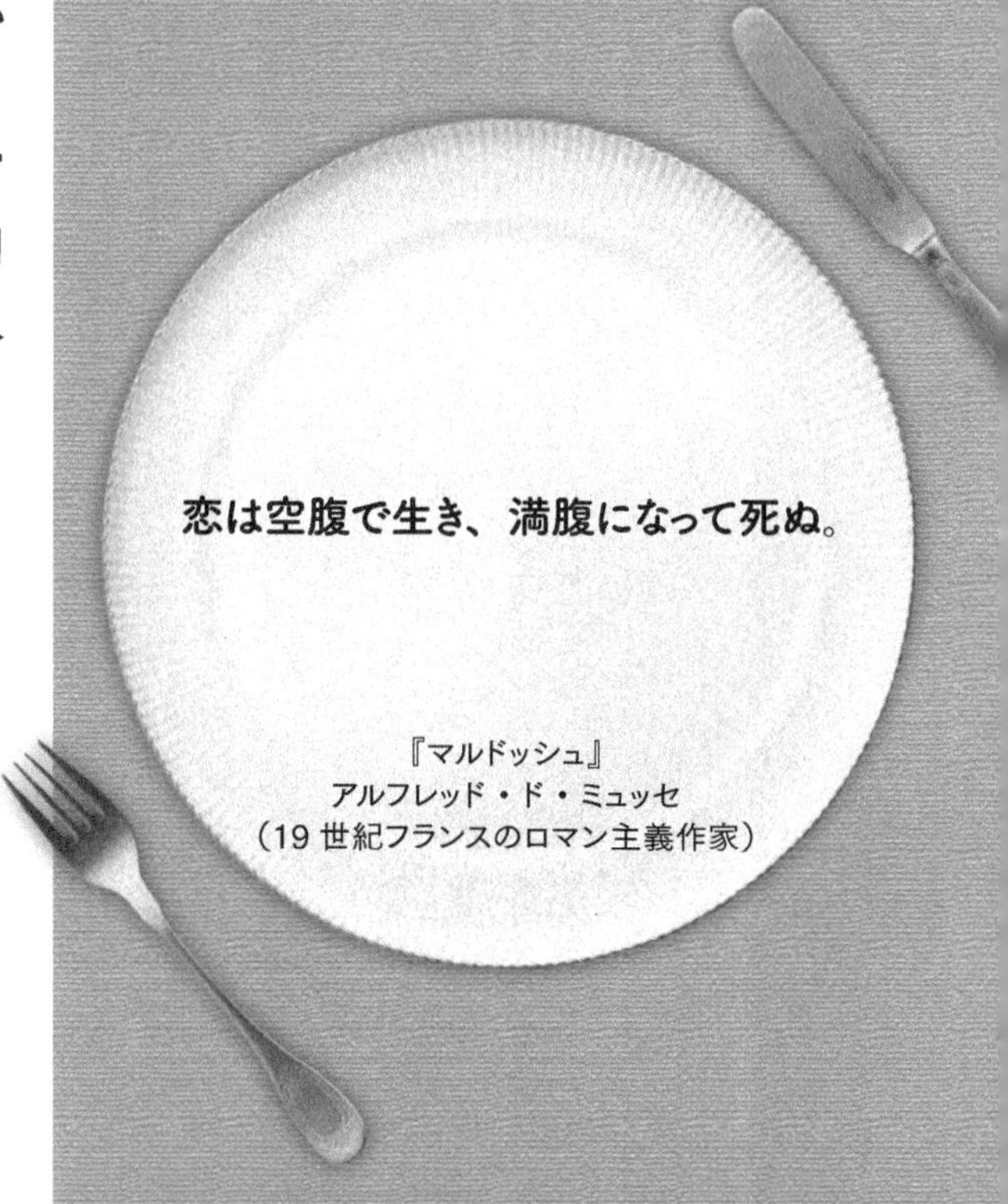

恋は空腹で生き、満腹になって死ぬ。

『マルドッシュ』
アルフレッド・ド・ミュッセ
（19世紀フランスのロマン主義作家）

マックス・ウェーバーは著書『デモクリトス』の中で「最初の教育者は空腹である」と述べた。教育とは「行動規範を定めること」であると解釈すれば、空腹こそが、生まれてきたヒトが最初に起こす「食べる」という行動の動機となり、ひいては行動のしかたを教えてくれる教育となっているということである。これは裏を返せば、ヒトは生まれつき空腹に対処する方法を知っているということでもある。誰に教えられなくても「空腹」それ自体に、どう行動すべきかを教えられる。赤ちゃんのときは泣いて母親に授乳を促し、大きくなったら自分で歩いて食べ物を探す。こうした行動をヒトは、誰に教えられなくても選択している。

つまり、空腹は行動を引き起こす。ここまで、弓状核からの「全身の栄養状態」の情報が視床下部の二次ニューロンに伝えられ、処理されて外に出ていくところまでを見てきたが、その情報をもとに起こされる摂食行動とは、食欲を感じ、食物を探し、実際にそれを口に運び咀嚼して飲み込み、消化して体内に栄養として取り込むまでを包括する。こうした複雑な行動が表出されるには、脳全体の機能が必要になる。

たとえば摂食行動に必要な運動機能をつかさどるのは前頭葉である。摂食行動を遂行するために適切な覚醒レベルを維持するには脳幹の機能が必須だ。また、摂食行動は動機や報酬と密接な関係があり、これには脳幹のドーパミン作動性ニューロンと大脳基底核、とくに側坐核の機能が必要と考えられている。そのほか感情をつかさどる大脳辺縁系など、脳全体の機能が総動員されて摂食行動が引き起こされる。

「食欲」は、摂食行動を選択するという「行動選択」や、行動を選択するという「意志決定」と深い関係にある。そして、行動をしたいときはなんらかの「報酬」が期待できるときである。この章ではこれらのキーワードに注目しながら、視床下部からの情報を受けて、食欲や食行動が脳全体でどのようなメカニズムで起こっているのかを探っていこう。まだまだ不明な部分は多いが、ようやく少し見えてきている。

食欲は脳のどこに表現されているのか

動物の脳のさまざまな部位に電極を挿しこんで活動を調べる研究は古くから行われてきたが、ヒトの脳では特別な場合を除いて、そのようなことはできない。しかしＭＲＩ（核磁気共鳴画像法）やＰＥＴ（陽電子放出断層撮影）などの脳機能画像解析技術を用いることにより、脳の各部の活動を三次元的な画像としてとらえることが可能になった。まず、これらの技術を用いた研究から、食欲がヒトの脳内のどの部分でどのように表現されているかを見ていこう。

ＭＲＩという方法では、血液中の酸素分圧の変化をとらえることが可能になる。酸素を結合したヘモグロビンと、酸素をもっていないヘモグロビンが発する微小なＭＲＩ信号の違いをとらえるわけだ。この変化をあらわす指標をＢＯＬＤ信号と呼ぶ。ＢＯＬＤ信号が上がれば脳のその部分の血流が増えていること、ひいてはその部分の活動が増えている（賦活している）ことを意味している。この信号をキャッチしながら脳のどの部分の活動が変化しているかを画像上で三次元的にとらえる技術をｆＭＲＩ（機能的ＭＲＩ）という。

ｆＭＲＩを使って、レプチン欠損症のヒトの脳を調べた研究がある。レプチン欠損症では、レプチンがないために全身のエネルギーが不足していると脳が勘違いして、つねに「飢餓状態」を感じている。ここに食べ物の映像を見せてレプチンを投与すると、脳はさらに勘違いをして満腹感を感じるはずである。こうして起こる脳活動の変化から、飢餓状態の脳と満腹状態の脳の機能的変化を知ることができる。つまり「空腹」を感じている脳と「満腹」を感じている脳の機能的な違いを見ることができるのである。

その結果、空腹時に比べて満腹時には、島、頭頂葉、側頭葉などでＢＯＬＤ信号の低下（つまりその部分の脳活動の低下）が認められた。一方で、前頭前野の一部や大脳辺縁系の一部である扁桃体という部分では、ＢＯＬＤ信号の上昇が認められた。つまり島、頭頂葉、側頭葉などは、空腹感の表現に関与し、前頭前野や扁桃体は満腹感に関与する可能性があるわけだ。とくに前頭前野や扁桃体は、食物を「見て」「味わった」という認知に関係していると思われる。実際にはそれほど単純なものではないが、こうした広汎な脳機能を介して脳は空腹感や満腹感を感じているのではないかと考えられる。

もっとも重要なことは、空腹感、つまり食欲を感じているときには、ドーパミン作動性ニューロンがある腹側被蓋野が賦活していたことである。さらに、側坐核にも活動が見られた。報酬系において重要な役割をはたしていると思われる側坐核は、腹側被蓋野からの入力を受けている。興味深いことにレプチン欠損症のヒトでは、食事をした直後であっても、食物の映像を見せるだけで側坐核の活動が見られた。一般のヒトでは、空腹時のみに側坐核の活動が見られる。このことは、側坐核の活動と「食欲」との間に強い関係があることを示唆している。身体のエネルギーが〝満タン〟なら、食物を認知しても食欲が発動しないよう、レプチンが抑制していると考えられるのである。

このように飢餓感を感じている脳と、満腹感を感じている脳とでは、全体に大きな機能的変化が起こっている。

摂食行動はかなり複雑なもののように見える。社会に住む人間であれば、食べ物を買ったり、料理をしたり、レストランに行くことも摂食行動の一環である。野生動物であれば餌を探したり、狩りをしたりしなくてはならない。ヒトも原始時代には狩猟や釣りで食物を手に入れていた。農耕も食を手に入れるための行動であり、そのためには集団生活をするだけの社会性も獲得しなくてはならない。戦略を立てることや、それを可能にするための脳の覚醒状態も求められる。摂食行動とは広汎な行動を包括するものであり、それだけ強力なモチベーションを必要とするものでもある。
ここでは、「報酬を求める」気持ちである食欲と、「食欲を満たす」ための摂食行動に分けて考えてみよう。

報酬の原点は「食」

「食」への強力なモチベーションは「生きる」ために必須の本能にほかならない。「食」は「行動」を引き起こす「報酬」の原点であるといっていい。動物を飼っている人は、餌をやるときに食がいかに動物の行動を強く引き起こすかを毎日目の当たりにしていると思う。だから動物に芸を仕込むには餌を使うことが多い。食とモチベーションとの関連は明らかに見える。では、モチベーションは脳の中でどのようにつくられ、食欲とどのように関連しているのだろうか。

ヒトには「食べる」こと以外にも、夢中になってする行動がたくさんある。「寝食を忘れて物事に取り組む」という言葉もある。他人にはどうして夢中になるのか理解できないことに没頭するヒトもいるし、どんな苦しみにも耐えて頑張り抜くヒトもいる。このような高いモチベーションはどこから湧いてくるのだろうか。こうしたモチベーションを高く保てるかどうかが、ヒトが成功するかどうかのひとつの鍵ともいえる。

ヒトがこうした行動をとる原動力になるのは「報酬」である。報酬を得るためにヒトは何かに夢中になる。英語で報酬は「Reward」というが、これから派生したRewardingという形容詞は「やりがいのある」という意味である。つまり報酬を得られる行動こそやりがいのある行動ということになる。仕事においては、プロフェッショナルとしてその世界で出世したり、より大きな収益を得たり、社会的地位を得るなどの報酬がモチベーションとなる。趣味においても、カーマニアはクルマを運転するときの加速感や、所有したときの満足感に、オーディオマニアは官能的な音や、コンサートホールにいるような臨場感がよりよく感じられるオーディオ装置に耳を傾けるときに、カメラが好きな人はより美しい写真を自分の手で撮ることに、釣りファンはより珍しくより大きな魚が釣れたときに大きな報酬を感じる。

このように、報酬とは少しでも「よりよく」なること、「改善される」ことを実感するときに得られるものだ。メーカーが新製品を開発するときは、旧型よりも何かが改善されていなければ消費者の心はつかめない。ゲームの世界でもこのシステムはうまく使われていて、特定の行動をすると、アイテムや得点などの報酬が得られるようになっている。

動物やヒトの行動にきわめて大きな影響を与える報酬は、文字通り「報酬系」と呼ばれる脳のシステムで情報処理されていて、そこではドーパミンが重要なはたらきをしている。さきに挙げたようにヒトにとっての報酬は多様化してきたが、報酬の原型になっているのは「食べ物」である。報酬を求めて夢中になっている気持ちを「ハングリー精神」というように、食欲を考えるこ

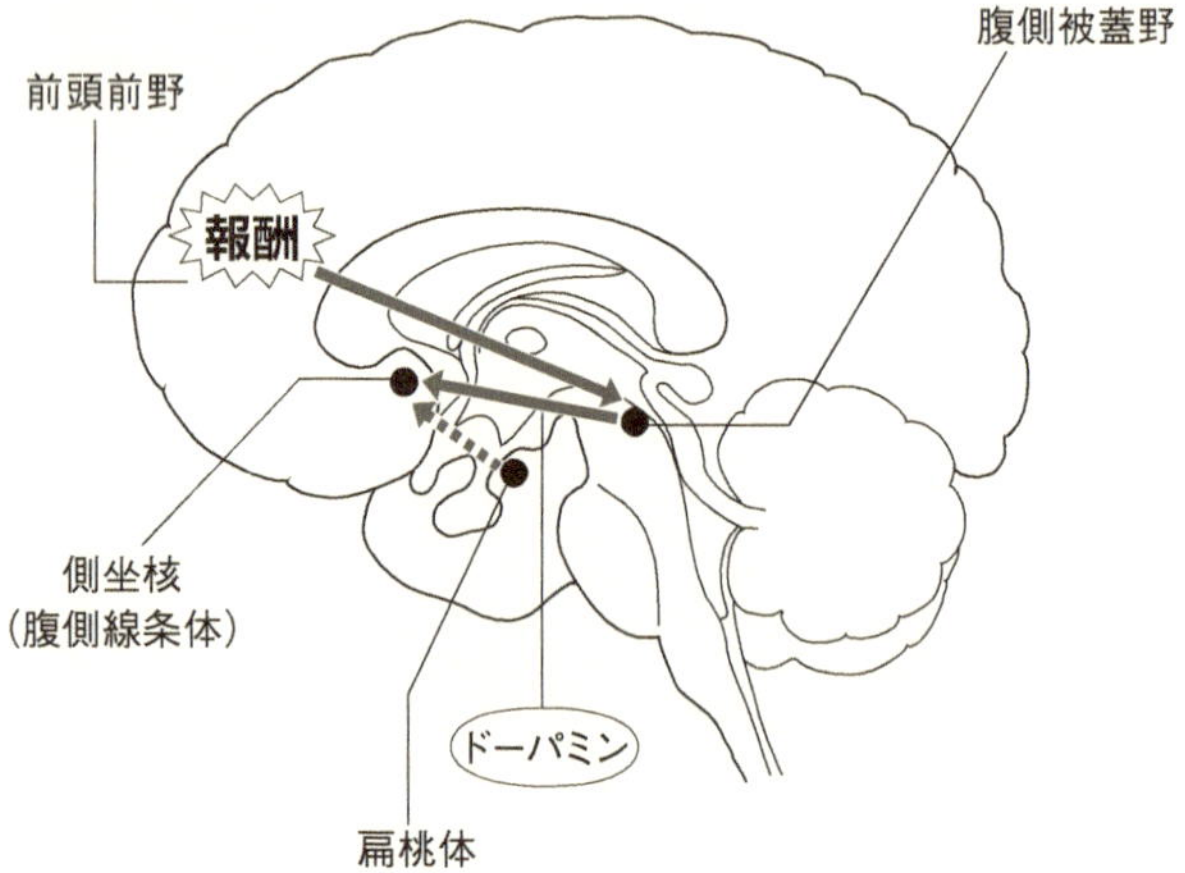

図５－１　前頭前野が認知した報酬が側坐核に伝わるまで

とは報酬系を考えることと切っても切れない関係にあり、逆に報酬系を考えるには食欲のことを考慮に入れる必要がある。まず、こうした報酬による行動強化のシステムを語りながら、食欲との関係を見ていこう。

報酬系の機能

何かの行動をした結果、少しでも「よりよく」「より好ましく」なった、と実感したときに、報酬系の機能は発動する（一方、その行動にブレーキをかけるのは不安や恐怖である）。そして、自分が予想していた報酬よりもっとよい報酬が得られたとき、その報酬のもとになった行動は「強化」されることが知られている。これは次のようなしくみによる。

期待していたよりも大きな報酬を得ることを「報

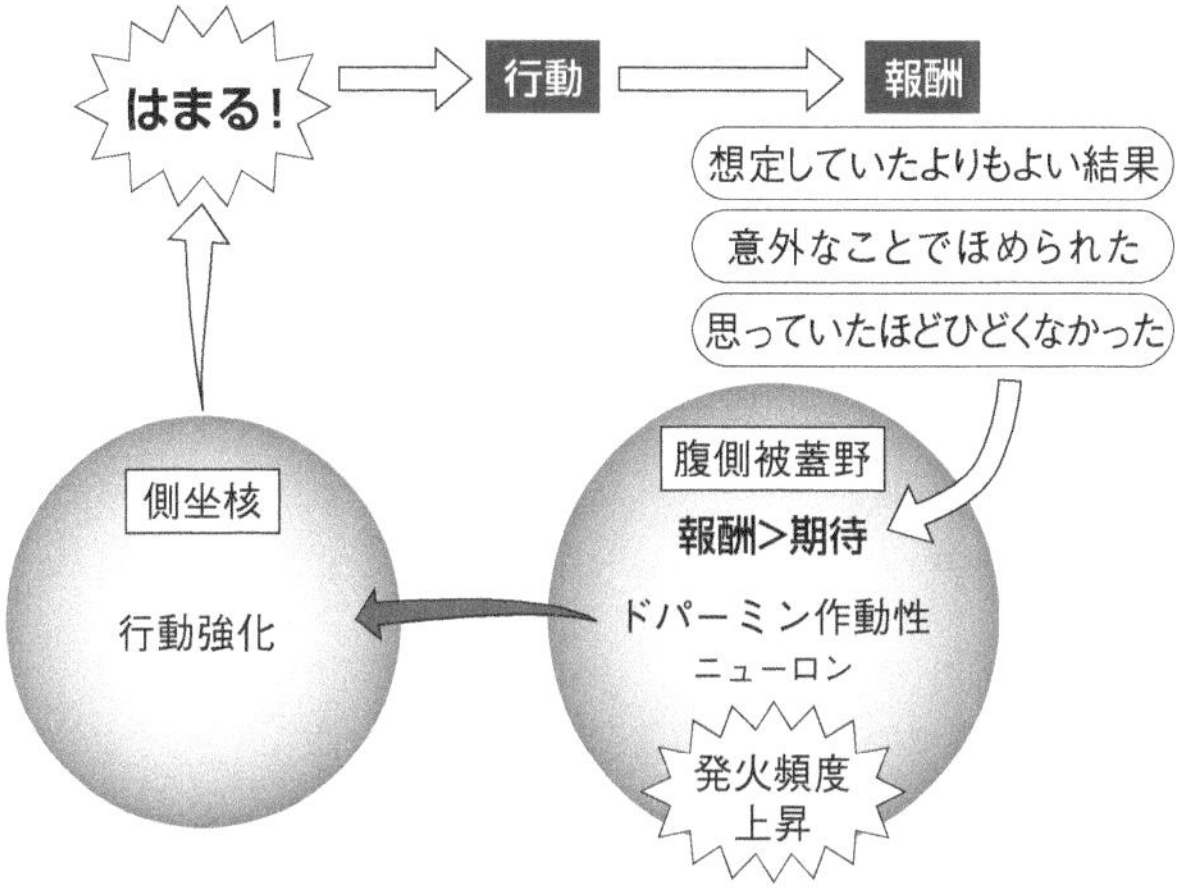

図５－２　行動→報酬（期待以上）→行動（強化）のサイクル

酬予測誤差」という。そのことは大脳皮質の前頭前野という部分で判断・認知される。前頭前野は状況を判断する機能があるので、報酬が「期待よりも大きい」と認知できるのだ。そしてその情報は内側前脳束という系路を通って、中脳の腹側被蓋野に送られ、ドーパミン作動性ニューロンを興奮させる。活発になったドーパミン作動性ニューロンは、投射先である側坐核でドーパミンを放出する（図５－１）。その結果、快感を感じるとともに側坐核のニューロンに機能的、構造的な変化が起こり、その「報酬」を得ることにつながった「行動」が強化される。つまり、モチベーションが強まるのである。だから私たちヒトも「意外なおもしろさ」「意外なおいしさ」「意外な収入」などを得ると、その報酬をもたらした行動に〝病みつき〟になる。いわば〝はまる〟のだ。そして、次回からはその行動を繰り返すことになる（図5－2）。これは意志の力とは独立した、報酬系の機能によるものである。したがって、強化された行動をやめるのはときに意志の力では難しい場合もある。意外なことを誰かに褒められて、それをきっかけに何かに夢中になったことがある人も多いのではないだろうか。

2004年8月15日、アテネオリンピック男子100メートル平泳ぎで北島康介選手は金メダルを獲得した。インタビューでの「チョー気持ちいい」というコメントは、この年の新語・流行語大賞の年間大賞に選ばれた。この言葉を発したとき、北島選手の脳内では側坐核においてドーパミンが放出されていたに違いない。その結果、「気持ちよさ（＝快感）」を生むだけではなく、彼のモチベーションを強化し、さらに練習に励むことになるわけだ。これはまさに成功が成功を生む状態であり、大きな成功を収めたヒトに共通する体験だと思う。

一方で、多くの覚醒剤や麻薬はドーパミン作動性ニューロンの機能を強力に高めることが知られている。つまり〝病みつき〟になる機能を薬物で直接駆動しているわけだ。そのため「薬物を使う」という行動が強烈に強化されてしまい、薬物から抜け出せなくなってしまうのである。こちらはまさに恐怖の薬物だ。

ドーパミンは「モノアミン」と呼ばれる、ある種のアミノ酸からカルボキシル基が外れてできる一群の物質のひとつである。報酬予測誤差によって活動を高めるドーパミン作動性ニューロンは、もう一度、報酬を得ようというモチベーションのもとに行動しているときにも活動する。さらに大きな報酬を得れば、その行動はより強化されていく。

ところが、やがて同じ行動をとれば必ずその報酬が得られることを理解すると、それは報酬予測誤差がゼロになることであり、その行動はもう強化されない。つまり〝飽きる〟わけだ。だからモチベーションを保つのは難しいのである。

しかし、食行動に関しては飽きてしまっては困ったことになる。エネルギーが足りないときに食欲が発動しなくては、命に関わる。そこで、食行動の場合は視床下部も直接に報酬系にはたらきかけていると考えられる。報酬予測誤差だけではなく、「体内のエネルギーレベルの低下」がモチベーション、つまり食欲を引き起こしていると考えられるのだ。

そのくわしいメカニズムはあとで解説することにして、次に行動や意志の決定がどのようになされているのかについて、考えてみよう。

自動化された摂食行動!?

ドーパミン作動性ニューロンがドーパミンを放出する側坐核は、線条体と呼ばれる構造の一部である。線条体は背側線条体と腹側線条体に分けられ、腹側・背側ともに、行動に大きく関与している。腹側線条体の別名が側坐核である。報酬と行動は、一体となった脳部位で制御されているのである。

ここで「食行動」という行動について考えてみよう。おそらくあなたはものを食べるとき、みずからの「自由意志」によって食べていると信じているだろう。どんなものを、いつ食べるか。すべては自分で決めて、そのとおりに実行していると多くのヒトは信じている。しかし、強烈な空腹感に襲われたときにも「食べる」という行動を自由意志で実行している自信が、はたしてあなたにあるだろうか?

実は、飢餓状態になれば食行動は、もはや自制の枠を外れてしまう。そして第4章で述べたように、空腹時には嗜好性まで変化する(脂肪分の多いものから糖分の多いものへ)。

一見複雑に見える食行動は、実は非常に原始的かつ根源的な行動である。コイの餌をもって池の端に立ってみれば、彼らのすさまじい食欲に圧倒されるが、それは哺乳類であっても、高度な科学技術を操るわれわれ人類であっても例外ではない。それゆえ食欲は、わたしたちの自由意志を離れたものにすらなりうる。実際、「食べたい」という欲求を抑え込むにはかなりの困難を伴う。究極の飢餓状態に陥れば、ヒトはどんなものを食べることも厭わなくなる。

そのような「自動化された摂食行動」の実態をよくあらわす疾患として、睡眠関連摂食障害(SRED)がある。この疾患では、患者は就眠後1時間以内に、深く眠ったままの状態で起き上がり、無意識にものを食べはじめる。多くの場合は、脂肪分や糖分の多い高カロリー食である。ときには料理までして食事をする。しかし翌朝、患者にはその記憶がまったくない。眠ったまま食事をしているのだ。ベッドルームやキッチンに鍵をかけても、鍵を開けて食べる。これは一般に「夢遊病」として知られる「夢中遊行」という症状と同様に、睡眠時遊行症と呼ばれる疾患のひとつである。症例によってはドッグフードや、食べ物でないもの、生の肉などを食べてしまう場合もある。また、料理中に火傷をすることもある。

つまり摂食行動は、意識がまったくない状態のもとですら発動しうるものなのだ。頭の中で複雑なストラテジーを立てて「何を食べるか」「どうやって食べるか」などを、すべて自由意志で決定しているかのようにわたしたちは考えがちだが、意志の力はわれわれの行動のごく一部をコントロールしているにすぎないのである。

カメレオンなどの下等動物は、目の前に小さな虫が飛んでくれば反射的に舌を伸ばして捕食する。まさに「自動的に」餌を獲っているように見える。それに比べればヒトの食生活ははるかに複雑化しているように見えるが「自動的にプログラムされた行動」という側面は依然として残っている。ただ、そのパターンが多様化しているだけのことなのだ。

大脳基底核の機能

このようなヒトや動物の「行動」の発現に重要な役割をしているのが、大脳の基底部に存在する大脳基底核だ。報酬系の側坐核も、その一部である。大脳基底核とは運動や行動に関わる一連

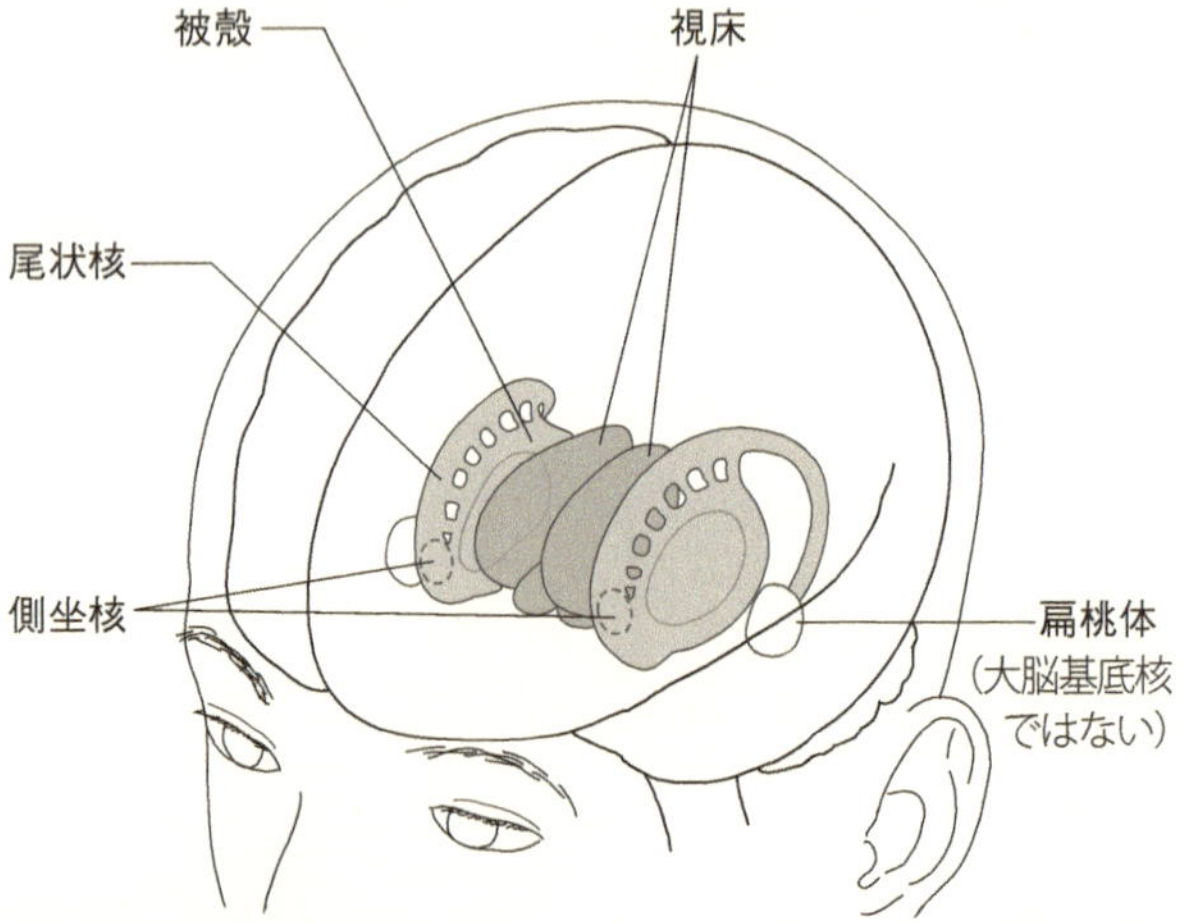

図５－３　大脳基底核　側坐核は線条体（尾状核と被殻）の腹側に位置する

の構造の総称であり、線条体、尾状核、被殻、淡蒼球、視床下核、黒質といった大脳皮質下から脳幹に散在する構造で構成されるシステムをいう（図５－３）。

大脳基底核は大脳皮質の機能と密接な関係がある。大脳皮質の広範な領域からの入力を集めて、情報処理をしたあと、視床を介して運動関連領野に情報を戻す、という一連のサイクルの繰り返し（ループ）によって運動に関する機能を制御している。教科書的には「大脳基底核は運動の制御に関わっている」とされている。具体的には、脳から運動神経への出力を最適化し、よけいな出力をしないようにするはたらきをしている。そのため、大脳基底核の調子がおかしくなると不随意運動といって、意志と関係なく身体の各部が動いてしまう状態になる。

このように、たしかに大脳基底核は運動の制御に重要なはたらきをしてはいるが、実際にはもっと広く「行動」に関わっている。一連の行動表出や、情動、報酬系とも、非常に密接な関係をもっているのである。

腕を上げるという動作を考えてみよう。一見、単純な運動に思えるが、実はたくさんの筋肉が適切なタイミングで収縮したり弛緩したりする複雑な行動制御が必要である。さらに、たくさんのこうした単純な動作を複雑に組み合わせて、ひとつの行動が形成される。「歩く」という行動ひとつとってみても、両足を絶妙なタイミングで交互に動かし、バランスをとる、腕を振る、などおそろしく複雑な筋肉の動きの集積であることがわかる。しかしみなさんは、何も考えずに、あるいはスマートフォンの画面を見たり、別のことを考えたりしながらなかば「無意識に」歩いていることが多いのではないだろうか。いちいち、今度は右足を出して、次は左足……などと考えながら歩くヒトはいないだろう。

ほとんどのヒトは歩けなかった頃の記憶はないだろうが、運動を覚える段階ではみな一つ一つの動作を考えながらやっているはずである。しかし、慣れれば次第に「無意識に」行動がとれるようになっていく。これを「運動学習」という。最初はタイミングや動かし方を考えながらでも、やがて何も考えなくてもひとまとまりの行動としてできるようになっていくのだ。

「行動」が非常に複雑な運動の組み合わせであるにもかかわらず、なかば無意識に行われているのは、自動的に発動する行動パターンをたくさん脳内にもっているからだ。たとえばピアノの演奏を練習するには、多数のパッセージ（楽節）の練習が重要である。一つ一つは単純でも、それらを状況（曲）にあわせて組み合わせていくことにより、芸術性の高い曲をいくつも弾きこなせるようになる。すべての行動はこれに似ている。行動や運動は、あらかじめ内在しているパターン（プログラム）を状況にあわせてどのように組み合わせて引き出しているかによってなされている。そして、この機能に大脳基底核が関わっていると考えられている。

まず前頭葉が、シチュエーションにあわせて行動パターンを適切に選択し、発現させる。大脳基底核は前頭葉の運動制御領域とループ回路をつくり、特定の「行動選択」に関わっている。大脳基底核のうちの線条体は、さきほど述べたように大きく背側と腹側に分けられ、背側線条体が個々の運動の制御に関わり、腹側線条体すなわち側坐核が、報酬系と密接に関連している。

摂食行動は、こうした無意識に近い行動を起こすシステムによって生み出されている。大脳基底核には視床下部の外側野からの入力もある。この系が、摂食行動を惹起するために重要なはたらきをしている可能性が高い。摂食行動という根源的な行動を報酬予測誤差のみによってではなく、エネルギー貯蔵量にあわせて引き起こすために、視床下部から大脳基底核への出力が必要とされていると考えてもいいかもしれない。あるいは、摂食行動こそがもっとも基本的・始原的な行動であり、報酬系が駆動するようなほかの行動は、摂食行動のシステムをうまく利用してあとから発達してきたと考えるほうがよいのかもしれない。

視床下部から線条体へ

ここで第４章までの話に戻り、弓状核から二次ニューロンの視床下部外側野（摂食中枢）へと伝えられた「全身の栄養状態」についての情報が、そのあとどのように出力されているかを確認しておこう。外側野に局在するＭＣＨ作動性ニューロンやＱＲＦＰ作動性ニューロンは、線条体（側坐核）に直接、投射している。一方、同じく外側野にあるオレキシン作動性ニューロンは、脳幹の腹側被蓋野に投射している。この部分には報酬系と深く関わるドーパミン作動性ニューロンが存在し、ドーパミン作動性ニューロンは側坐核に投射している。このように外側野からは、報酬系の重要なコンポーネントである腹側被蓋野と側坐核の両方に出力が送られている。

側坐核は「行動」や「モチベーション」と強く関連している。それは「とるべき行動を選択させるシステム」であるといえる。そして「食べたい」という気持ちや「食べよう」という行動は、実はこうしたシステムになんらかの修飾が加えられて引き起こされると考えられる。前に述べたように本来、側坐核は「報酬予測誤差」を感じた行動を学習し、強化するシステムである。このシステムによって「より多くの報酬」を得られる可能性のある行動が優先して選択されることになる。その結果、特定の行動をとりたい、という欲求が生じるのだ。ときにこの欲求は、われわれの意志の主坐といえる前頭前野の制御をも超えることがある。意志の力でもやめることができない行動があることは、何かに夢中になったことがある人なら理解できるはずだ。

しかし、摂食行動は学習された行動ではなく、生まれつき備わっている行動である。したがって、こうした報酬系による強化学習とは別の形で行動を引き起こしていると考えられる。報酬予測誤差がゼロになったら行動をやめてしまうようでは、生存がままならないからだ。食べることに飽きてしまっては困るのである。

そこでオレキシン作動性ニューロンは、直接、ドーパミン作動性ニューロンを興奮させ、行動を引き出していると考えられる。腹側被蓋野→側坐核というドーパミン系は、報酬系の中心的なコンポーネントである。このシステムは食欲や摂食行動にも重要な役割をしている。ドーパミンをつくれないように遺伝子操作をしたマウスは食行動がとれずに餓死してしまう。視床下部外側野から腹側被蓋野への出力を担当するオレキシン作動性ニューロンは、このドーパミン作動性ニューロンを直接、コントロールしていると考えられる。

摂食中枢から線条体に直接投射しているMCH作動性ニューロンは、側坐核の主要なコンポーネントであるMSニューロン（Medium Spiny Neuron＝中型有棘ニューロン）を抑制する。MSニューロンにはドーパミン受容体があり、ドーパミン作動性ニューロンの影響も受けている。このMSニューロンによる行動選択、とくに「食べる」という行動選択について考えてみる。実

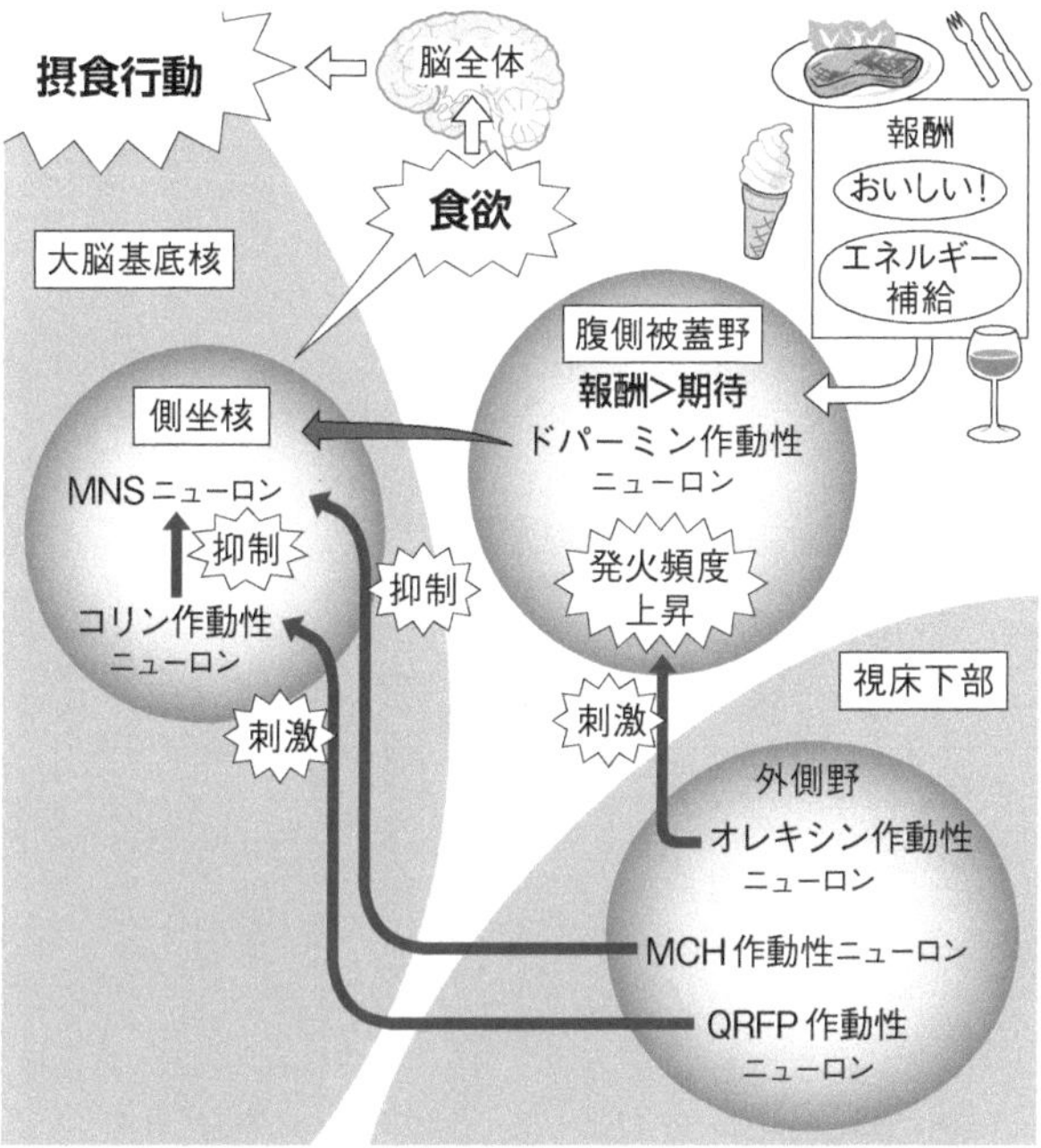

図５－４　報酬系が視床下部外側野からの入力を受けて食欲が生まれるシステム

はＭＳニューロンには特定の行動にブレーキをかけるものと、逆に促進するものがあると考えられている。そしてドーパミンには、前者を抑制して、後者を興奮させることにより、特定の行動を引き出す、つまり「行動のゲートを開く」ようなはたらきがある。

また側坐核にはコリン作動性ニューロンという別のニューロンもある。このニューロンにはＱＲＦＰの受容体が発現し、ＱＲＦＰ作動性ニューロンによって活動が上昇する。このコリン作動性ニューロンの活動上昇も、間接的にMSニューロンの抑制につながっている。

このように、視床下部外側野のMCH、オレキシン、QRFPは協力して側坐核の機能を制御している(図5-4)。このシステムが摂食行動と食欲の制御に関与していると考えられる。MCHやQRFPは、MSニューロンやコリン作動性ニューロンの制御により、線条体のもつ行動選択のメカニズムに影響を与えて、「食行動」を選択させていると考えられる。これらはMSニューロンに直接作用するドーパミンの作用を助けることによって、行動のゲートの開放を促しているのである。これは報酬予測誤差に頼らず、視床下部からの「全身のエネルギー状態」に関する情報によってダイレクトに「食行動」のゲートを開放するためのシステムといえる。

脳幹への出力

「食欲」が食という「報酬」を得るための行動に対する欲求であるという視点から、視床下部から線条体(側坐核を含む)に至る出力系の機能を見てきた。だが視床下部からは、脳幹にもたくさんの出力がなされている。これらのなかで、食欲や食行動と関係する部分を見てみよう。

視床下部の外側野からは、オレキシン作動性ニューロンが脳幹のモノアミン作動性ニューロン(「モノアミン」と総称されるノルアドレナリン、セロトニン、ヒスタミンやドーパミンを産生するニューロン）に投射している。これらのニューロンは覚醒に関わっている。筆者らのグループがオレキシンを、摂食行動を促進する物質として発表したことは前に述べたが、その後、オレキシンが覚醒を維持するのに不可欠なことが明らかになった。視床下部外側野と脳幹を結ぶこの神経経路は、全身のエネルギー状態に応じて適切な覚醒状態を維持するための重要な経路である。

空腹時には、覚醒レベルを高めて食物を探すという行動をとらなくてはならない。さきに述べたように「覚醒」は食欲の重要な要素である。空腹のときに眠っていては、そのまま餓死してしまう危険があるからだ。みなさんにもダイエット中に目が覚めて眠れなくなったという経験のある方がいるかもしれない。あるいは、食事のあとに眠くなることはよく経験することだろう。空腹時に覚醒をもたらしているのが、オレキシンである。

レプチンが弓状核のＧＡＢＡ作動性ニューロンに作用し、その情報が脳幹の孤束核という部分に伝えられて交感神経系を介して代謝を亢進させることも報告されている。

そのほかの脳部位の役割

繰り返すが、食欲は脳全体の機能である。ｆＭＲＩという画像解析技術を紹介した項で述べた扁桃体も、重要な役割をしていると考えられる。扁桃体は嗅ぐ、見る、聞く、味わう、触るといった感覚の情報を受けて、それらが自分にとってどのような価値があるかを判断している。つまり、それが好きか嫌いかを判定するシステムといえる。それは感情と大きく結びついているのだが、食欲にも大きく関係しているはずだ。好きなものを見たり、いい匂いを感じたりすれば食欲が亢進することは誰でも経験があるだろう。その逆も、またしかりである。側坐核に出力を送っている扁桃体は、この「好き嫌い」の部分に大きく関わって、食欲に影響を与えていると考えられる。

さらには大脳皮質のさまざまな部位も食欲に関係しているはずだ。とくにヒトのように複雑な社会に生きることになると、食事も社会行動と深い関係をもつようになる。そうなると、食についての意志決定には前頭前野という部分が関わってくるはずだ。前頭前野は私たちの人格が宿る場所ともいわれ、自分の行動を規定したり、反省したり、思考したり……といった知的作業に関わっている。どんなに空腹を感じていても「食べちゃいけない」というシチュエーションはあるだろう。そんなときに「社会的に正しい」形で摂食行動をとらせるのも、前頭前野の機能である。つまり、本能を律するのだ。

このように食欲を理解するには、脳全体のシステムを考える必要がある。

私たちはなぜ「お腹がすいた」と感じるのか。ここまで本書では、エネルギーの不足に関する情報が脳に送られ、食欲をつくりだすしくみを見てきた。

しかし、私たちヒトは、空腹でも食欲が起きないことも、満腹でも食欲がおさまらないこともある。なぜそのような不思議なことが起きるのだろう？　それは進化したヒトの脳が感じ、つくり出す食欲の特殊性が作用しているからだ。

次の章では、ヒトの脳と食生活の特徴を考えながら、現代に特有の問題も織りまぜてヒトの食欲について見ていこう。

第6章

ヒトの食欲と食生活

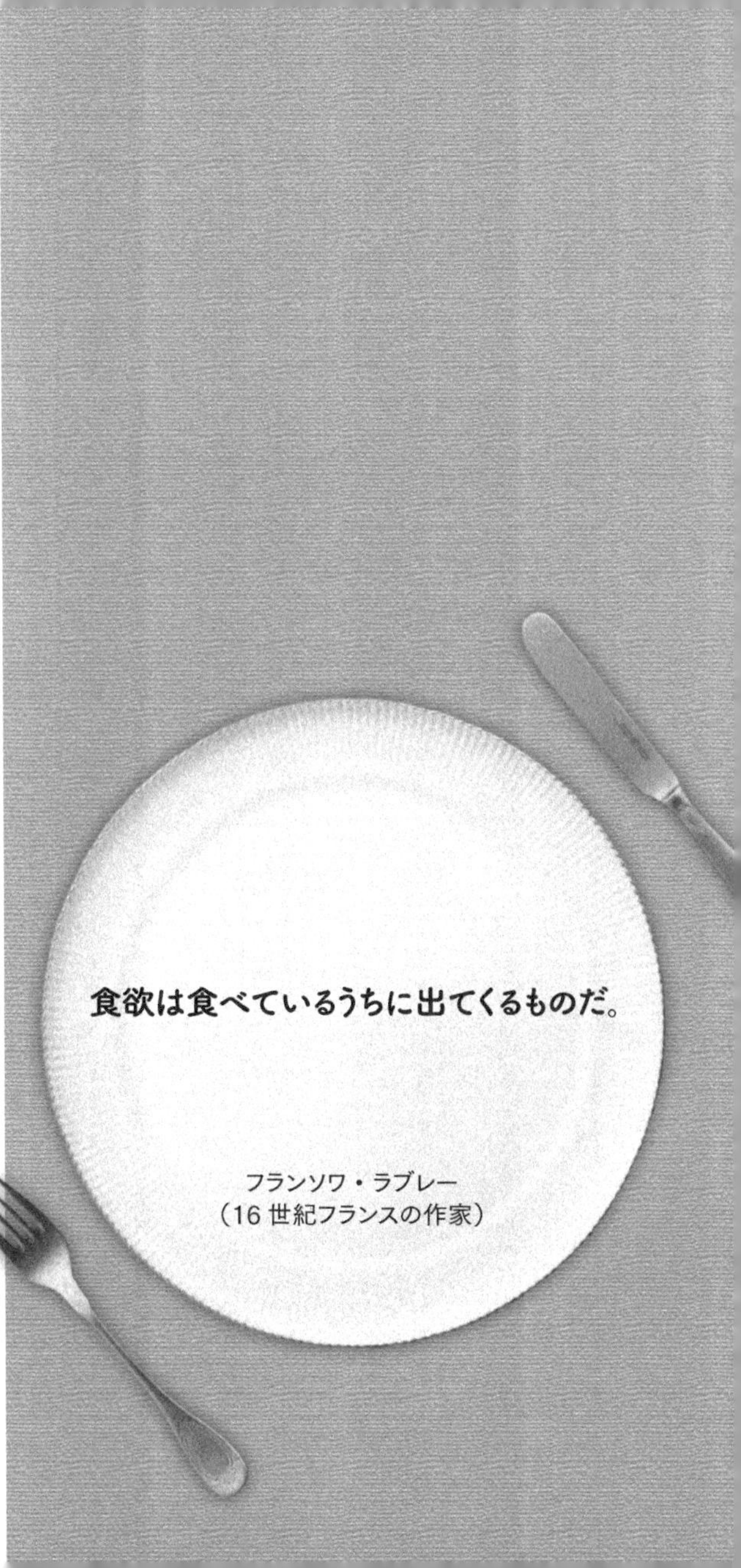

食欲は食べているうちに出てくるものだ。

フランソワ・ラブレー
（16 世紀フランスの作家）

ここまで、全身の栄養状態に関する情報が脳にどのように伝えられ、それに応じて食欲が脳の中でどのようにつくり出され、どのようなプロセスを経て食行動へと結びついていくかを見てきた。長期的にはレプチンの、短期的にはグルコースのもたらす全身のエネルギー状態についての情報はまず視床下部の弓状核にもたらされ、外側野や室傍核の二次ニューロンを経て視床下部の外へ送り出され、報酬系の側坐核がある大脳基底核や脳幹など、広範な脳の各機能との連携によって「覚醒」や「モチベーション」を生み出し、食欲、そして食行動となっていく。このシステムは、マウスからヒトまで、大筋では共通するものである。

だが「はじめに」でも述べたように、ヒトは生命が地球に誕生してから初めての、飢餓を克服した動物である。文明社会では多くのヒトが、もはや食べられなくて死ぬことはない。それどころか、飽食、過食がもたらす健康被害が大きな脅威にさえなっている。また、いくら食べても満足できないヒト、食べることを拒絶するヒトなど、ほかの生物には見られない食欲の「ゆがみ」も普遍的な問題となってきている。

この章では、飢えないですむほどに進化をとげたヒトならではの食欲と食行動の不思議さを、みなさんも関心が高いであろう話題をとりあげながら見ていこう。

ダイエットは国ぐるみで

まず、「肥満」という現象を通して、ヒト独特の食欲と食行動をながめてみよう。肥満はヒト（とヒトに飼われるペット）に特有の現象と言っていい。

肥満は現代に突然あらわれたものではない。古代ギリシア時代の文献にも肥満の記載があるし、わが国でも平安時代から肥満の記録はある。しかし、それはごく一部の、いつも食べ物が得られるかなりの上流階級の人たちだけのものだった。近年、先進国では肥満が爆発的に増え、社会問題になっている。一部の社会では高カロリーの食品が安価で提供されるため、かつてとは逆に貧困層ほど肥満に悩まされるという現象も生じている。こうした社会では、フィットネスなどで体調を管理できるのは裕福層だけなのである。

実際のところ現在ほど、私たちが自分の体重に関心を払っている時代はないだろう。体重計を「ヘルスメーター」ともいうが、たしかに誰もが体重と健康（ヘルス）との関係が深いことを理解している。体重が増えたり、減ったりすれば誰でも気になる。雑誌やテレビ、あるいはネット上で「ダイエット」を売り物にした記事や広告を見ない日はない。「メタボリックシンドローム」という言葉も広く世に浸透してきている。そして、たしかに体重は健康と大きく関係していることが科学的にも明らかになっている。

近年では、摂取カロリー量は「寿命」にまで影響をおよぼすともいわれている。サーチュイン（Sirtuin）というさまざまな遺伝子の転写量に影響を与える酵素の活性が、摂取カロリー量に影響を受けることがわかっている。サーチュインは低栄養状態で活性が高まる。そして、その活性が生物の寿命を延ばすことが、酵母や線虫の研究でまず明らかにされた。さらにマウスなどの哺乳類や、おそらく人類でも成立する話であるといわれるようになった。つまり飢餓状態のほうが、寿命が長くなるというのだ（ただし、むやみな低栄養は疾病を招き、決して好ましくない）。高カロリーは肥満による疾病を招くだけでなく、寿命そのものを短くする可能性があるのだという。そのしくみは次のようなものだ。

生物のＤＮＡは、細胞の核の中でヒストンというタンパク質を芯にして精密に折りたたまれた状態（クロマチン構造）で存在する。このままではＤＮＡからＲＮＡを転写できないので、転写されるべきＤＮＡ領域だけ、折りたたんだ構造をほどいて転写するというメカニズムがある。この転写をコントロールしている分子のひとつがサーチュインである。サーチュインがはたらくためにはＮＡＤという補酵素が必要なのだが、カロリー制限をすると、細胞内におけるＮＡＤの量が増えてサーチュインの活性が上がる。このことが、生物の寿命を延ばすといわれているのだ。

ただしカロリー制限によって寿命が延びるということが霊長類にもあてはまるかどうかは、近年の１２１匹のサルを用いた実験では否定的な結果が報告されている。しかしカロリー制限とは正反対の過栄養によってもたらされる肥満は、それ自体が確実に、健康に悪影響をおよぼす。１２１匹のサルの実験でも30％のカロリー制限をした群では、死亡率こそ有意な差はなかったものの、健康状態は明らかに良好だった。

かつて「ダイエット」といえば、美容や健康を目的として、あくまで個人が勝手に行うものだった。しかし現在、米国では、ダイエットは国を挙げて奨励されている。米国の医療費は2004年には対GDP比で15%を超えた（日本は8%前後）が、肥満がその原因の大きな部分を占めることが問題視されているのだ。米国の肥満に起因する医療費は、2004年の1年間で約8兆円にのぼると試算されているのである。

現在、米国では7500万人が肥満症を発症している。2018年には1億3000万人にまで増加すると予測されている。「肥満」は喫煙と並んで予防可能な間接的死因として最大のもののひとつとされている。肥満度を単純にあらわす指標としてよく使われるのが、BMIだ。これは体重（kg）を身長（m）の2乗で割った値で、BMIが30を超えると肥満とされる（図6－1）。米国疾病管理センターによると、病的肥満（BMI＞40）の人が現在は50人に1人、すなわち400万人にのぼる。これは1986年の4倍にあたる。さらに超肥満（BMI＞50）の人も400人に1人と、1986年の5倍に増加している。

ただしBMIは体重と身長だけから求めたものであり、実際にはスポーツマンなど筋肉質の人はこの値が高くなるが、肥満とはいえない。肥満とは「脂肪組織が過度に蓄積した状態」と定義されているからだ。したがって厳密には体脂肪率などから総合的に判定する必要があるが、簡便

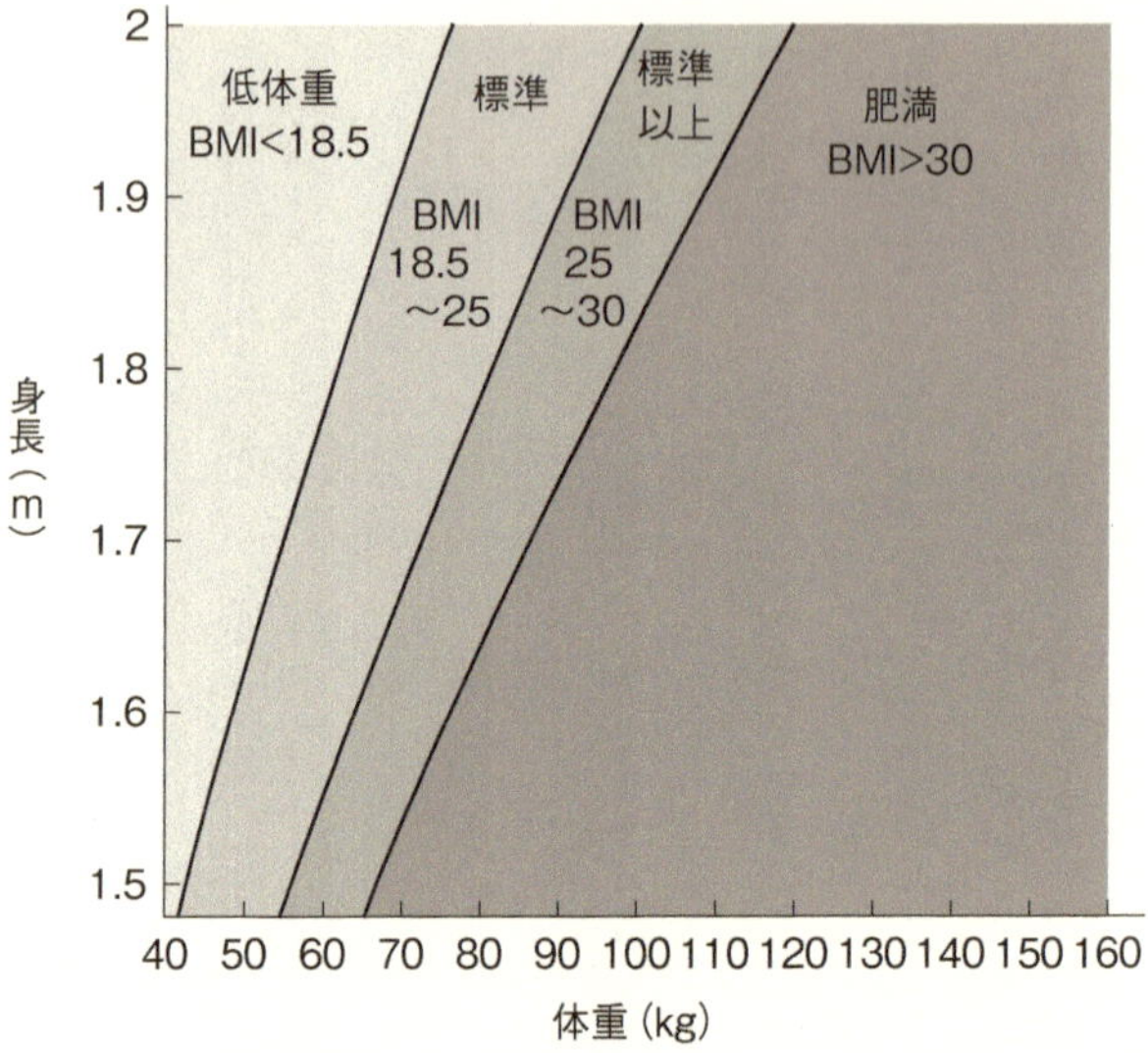

図6－1　身長・体重とＢＭＩの関係

にはＢＭＩと腹囲から判定することが多い。

もちろん、病的な肥満者のみでなく、一般の人々の体重や体型に関する関心も非常に高まっている。米国のスーパーマーケットで売られている食品には必ずカロリーが記載され、〝No Fat〟とうたわれる製品も多い。スリムな体型を維持することは一種のステイタスにすらなり、人々は貴重な時間をフィットネスに割くようになっている。ダイエット商品のマーケットは拡大し、米国では全国民が「ダイエット」に支払う金額は小国の国家予算に匹敵するという。それでも体重のコントロールは難しい。肥満者の多くは「食べることを制限することは、タバコをやめるよりも、何をやめるよりもっとも難しい」という。それほど食欲の魔力は強いのだ。
これは第5章で見てきたように、ヒトの行動を直接支配する側坐核の機能に密接に関わっているからである。「食べる」ことはある種の依存性薬物に匹敵するほど、強力に報酬系を駆動する。

日本人は肥満への耐性が低い

もちろん日本でも、肥満に対する取り組みは始まっている。2001年から、肥満、高血圧、高脂血症、高血糖の4つの因子をすべてもつ人を対象に、労災保険による二次健康診断等給付制度が開始されている。定期健康診断において肥満や高血圧などの項目が見つかった場合、労災保険から二次健康診断や保健指導などにかかる費用を給付するというものだ。肥満はわが国でも国が取り組むべき課題になっている。

1998年にNIH（米国国立衛生研究所）とWHO（世界保健機関）は、肥満治療ガイドラインを示し、BMI30以上を肥満とし、腹部周囲長の大きい場合はとくに積極的に指導する脂肪分布の考え方を取り入れた。わが国ではBMI30以上の肥満者は約2%と、欧米諸国の20〜30%に比べてかなり低いが、実は肥満に伴う疾病（たとえば糖尿病）の発症率は低くなく、BMI25程度から増加してくる。つまり日本人は肥満に対する抵抗性が低い、とくにインスリンを分泌する膵臓のベータ細胞の、肥満に対する耐性が低いと考えられるのだ。

肥満による脂肪組織の増加、とくに腹腔内の脂肪蓄積は、耐糖能異常、高脂血症、高血圧の発症と密接に関連するとされている。そこで日本肥満学会はＢＭＩ25を「肥満」の判定基準とし、すでに疾病を伴う肥満や、将来疾病を招来する可能性の高い内臓脂肪型肥満を「肥満症」という疾患単位としてとらえるよう提案している。

こうした取り組みはもちろん、国民の健康を増進するためのものであるが、国家財政の健全化のためともいえる。医療費の高騰は高齢化に悩む先進国には必然のものであり、肥満が「疾患の巣窟」になっているとしたら対策を講じざるをえない。実は近年、オランダのグループが「肥満者のほうが医療費はかからない」という報告をして注目されたが、これは「肥満者のほうが早死にするから結果として生涯にかかる医療費は安い」というとんでもない理由によるものだった。

最近の『ニューイングランド・ジャーナル・オブ・メディシン』誌に掲載された米国国立がん研究所のグループの報告によると、各種死亡の危険率はＢＭＩが20・0から24・9がもっとも低い。ただしこれは西洋人のデータなので、日本人はおそらくもう少し低い値が望ましいと思われる。いずれにせよ、健康のためには適正な体重のコントロールが必要なのだ。

肥満はなぜ健康に悪いのか

それでは、なぜ肥満が健康に悪いのだろうか。まずわかりやすいのは、重量オーバーによる身体への物理的な影響である。これは関節への負荷となって確実にあらわれる。加齢により、関節への負担が積み重なり、関節軟骨がすり減ってしまうと「関節症」と呼ばれる状態になる。肥満者はとくに大きな荷重により膝関節への負担が強くなり、膝関節症になる確率が飛躍的に上がってしまうのだ。ほかに、余分な脂肪が喉の周辺についてしまうことによる気道の狭小化は、睡眠時無呼吸症候群の原因になり、睡眠が妨げられる。これらは肥満がもたらした物理的な要因による弊害であり、比較的想像しやすいだろう。

しかし、肥満になると血圧が上がったり、動脈硬化になりやすくなったり、ひいては狭心症や心筋梗塞に至ったり……と全身の疾患にも結びつくのは一般にも知られているところだ。かつて「生活習慣病」（その前は「成人病」）といわれた病態である。また、一方で肥満は、糖尿病とも深く関係している。肥満とこうした代謝異常および循環器疾患が伴う状態はメタボリックシンドロームという名でよく知られるようになったが、こうした障害はどうして肥満によって起こるのだろう？　それには脂肪細胞の機能が深く関係している。

近年、脂肪細胞の性質がくわしくわかってきた。動物はつねに食にありつけるわけではない。野生動物はむしろ、つねに飢餓に直面してきたといってもよい。そこで、食べられるときにできるだけ食べておき、次に訪れる飢餓に備えて摂取したエネルギーを蓄えておけるように動物は進化してきた。脂肪細胞はそのための機能に特化した細胞であると考えられてきた。そのほかに機能があったとしても、クッションとしての物理的バリヤーや、体温維持のためのシステムくらいしか考えられてこなかった。

ところがレプチンの発見と前後して、脂肪細胞が非常に多くの生理活性物質（ホルモン）を産生する内分泌器官でもあることが明らかになっていった。本書の目的は、食欲を制御する脳の機構を解説することなので、脂肪細胞の生物学に関して多く触れることはしないが、少しだけここで脂肪細胞が産生する物質について述べておこう。

内分泌器官としての脂肪細胞

脂肪細胞が分泌する生理活性物質はとくに「アディポサイトカイン」と呼ばれている。脂肪細胞（アディポサイト）が分泌する生理活性物質（サイトカイン）という意味だ。肥満者ではこのアディポサイトカインの分泌異常が生じる。脂肪組織が増えることと、肥満者の脂肪細胞は通常の体重のヒトの脂肪細胞と分化状態が異なることが原因である。近年では脂肪細胞だけでなく、マクロファージという免疫系の細胞など、脂肪組織にあるほかの細胞も重要な物質を分泌していることがわかり、脂肪組織から分泌される因子という意味で「アディポカイン」と呼ばれるようになっている。

脂肪細胞はきわめて特殊な細胞で、その細胞質いっぱいに、おもに中性脂肪からなる脂肪をた

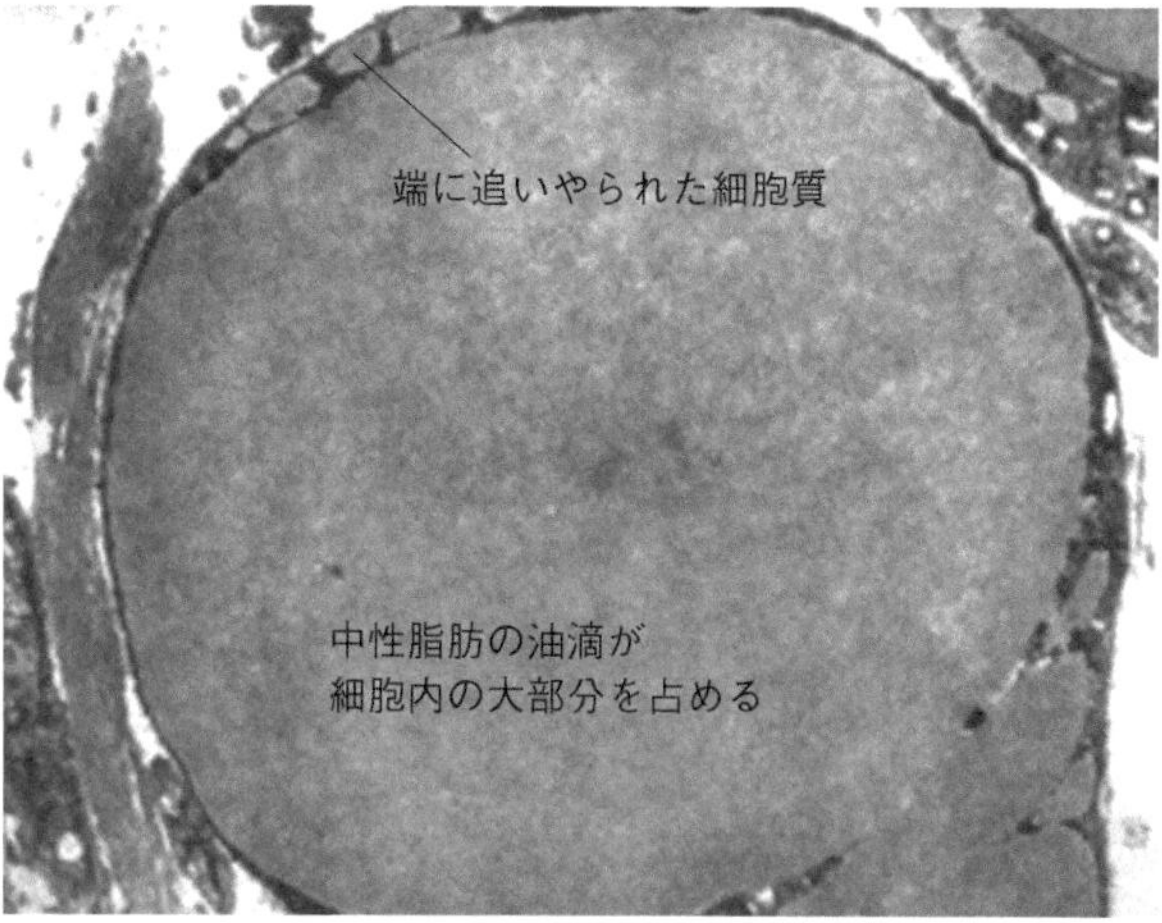

図６－２　脂肪をため込んだ脂肪細胞

め込んでいる（図６－２）。化学物質としての脂肪は、１gあたり９kcalのエネルギーを蓄えられる。炭水化物やタンパク質は４kcalだから、脂肪は少ない重量で多くのエネルギーを蓄えられることがわかる。たとえば体重60kg、体脂肪率が20％のヒトは、12kgの脂肪をもっている。12kgの脂肪に蓄えられるエネルギーは約10万８０００kcalとなり、これはヒトが50日ほどで摂る食事量に相当するエネルギーである。文明が開化する以前の世界では、食べられるときにできるだけ食べておき、飢餓に備えるためにこの「エネルギー貯蔵システム」が活躍したわけだ。

しかし、飽食の時代には、このシステムはときに大変な悪さをする。現代の先進国のように食べ物があふれている状況は、進化のタイムスケールからすればほんの一瞬前から始まったもので、ヒトの脂肪細胞も当然、いきなり現代の状況には対応できない。そして肥満者の脂肪細胞は想定外のレベルにまで異常に大きくなってしまっている。こうなると見た目だけではなく、細胞の性質も大きく変わってしまうことがわかってきた。脂肪は単なるエネルギー貯蔵システムだけではなく内分泌器官でもあるから、その分泌システムに変調が起こってしまうのである。

実は、脂肪細胞から分泌されるサイトカインと病態についてもっとも早く注目した研究は、レプチンの発見よりさらに以前のものである。米国のダナファーバーがん研究所のブルース・スピーゲルマンらのグループが1993年、脂肪細胞分化で発現が変化するサイトカインを検討するうち、TNF(腫瘍壊死因子)αが肥満マウス脂肪組織で発現が亢進することを見いだした。そして、その作用をブロックするとインスリン抵抗性が改善されたことから、TNFαがインスリン抵抗性発症に関与している可能性を示したのだ。

翌1994年にはレプチンの発見という歴史的な論文が発表され、脂肪細胞が内分泌器官であるとの認識は確立した。その後、新規アディポサイトカイン同定とそれを標的とした創薬開発が世界的に進められ、わが国では大阪大学の船橋徹准教授と松澤佑次教授(当時)のグループが、脂肪細胞が発現するメッセンジャーRNAを網羅的に調べてこの細胞特有のさまざまな遺伝子産物を同定した。

これらの研究により、脂肪細胞が単なるエネルギー貯蔵庫ではなく、さまざまな生理活性物質を血中に放出する内分泌細胞でもあることが明らかになったのである。

“善玉”は減り“悪玉”ばかりが増える

肥満者のアディポサイトカインにはどのような変化が見られるのだろうか。

たとえば、凝固した血液を溶かす線溶系という作用を抑制する、プラスミノーゲン・アクチベーター・インヒビター1型（PAI－1）という因子の発現が肥満者では亢進するといわれる。これは血液を固まりやすくしてしまう因子である。微小な血栓は動脈硬化に関与するので、PAI－1は肥満者では血栓症発症リスクが高まり、動脈硬化になりやすいことを説明できる分子ということになる。そのほかにもレジスチン、アディポネクチン、アンギオテンシノーゲンなどがアディポサイトカインとしてこれまでに同定されている。

なかでも注目度が高いのが、アディポネクチンである。この分子は血管傷害時には血管壁に集積して保護したり、動脈硬化を抑制したりする好ましい作用をもっていて、通常はヒトの血中にきわめて高濃度で存在する（0・5〜1・0mg／dl）。ところが、ほとんどのアディポサイトカインは肥満とともに血中濃度が高くなるのだが、血中アディポネクチン濃度は逆に、肥満者ほど低い。これはアディポネクチンがあまり脂質を蓄積していない、分化度の低い脂肪細胞から分泌されるからである。つまり肥満者の脂肪細胞は脂肪を蓄えすぎてしまい、細胞の性質が変化してアディポネクチン分泌能が低下してしまっているのだ。この分子が分泌不全に至ると、血管系の障害をはじめさまざまな病態につながる可能性がある。

つまり肥満によって、インスリンのはたらきを悪くしてしまうTNFαや、血栓症の原因になるPAI－1や、血圧を上げるアンギオテンシノーゲンなどの〝悪玉〟は増えるが、困ったことに血管を守るはたらきがある〝善玉〟のアディポネクチン濃度は低下してしまうのだ。食欲を抑制するレプチンもまた、TNFαとともに視床下部のPOMCニューロンでNF－kBという分子を活性化して交感神経系の機能を亢進させ、血圧を上昇させるという報告がある。

こうして肥満者の体内では〝悪玉〟アディポサイトカインばかりが増え、心筋梗塞や狭心症などの冠動脈疾患や、糖尿病、高血圧などになりやすくなる。これに過栄養による脂肪肝が加わると、いわゆるメタボリックシンドロームということになるのだ。内分泌を研究している研究者や医師から見れば、大きなお腹をした肥満者の将来は、まるで水晶玉から未来を見通すように予見できる気にすらさせられることになる。

近年では、肥満者の脂肪組織には炎症に関与する細胞であるマクロファージが浸潤していて、脂肪細胞を取り囲んでまるで王冠のような構造（クラウン・ライク・ストラクチャー）をつくっていることがわかってきている（図6－3）。マクロファージを呼び込むのは脂肪細胞が発現するMCP－1というファクターであるといわれている。脂肪細胞に浸潤したマクロファージから

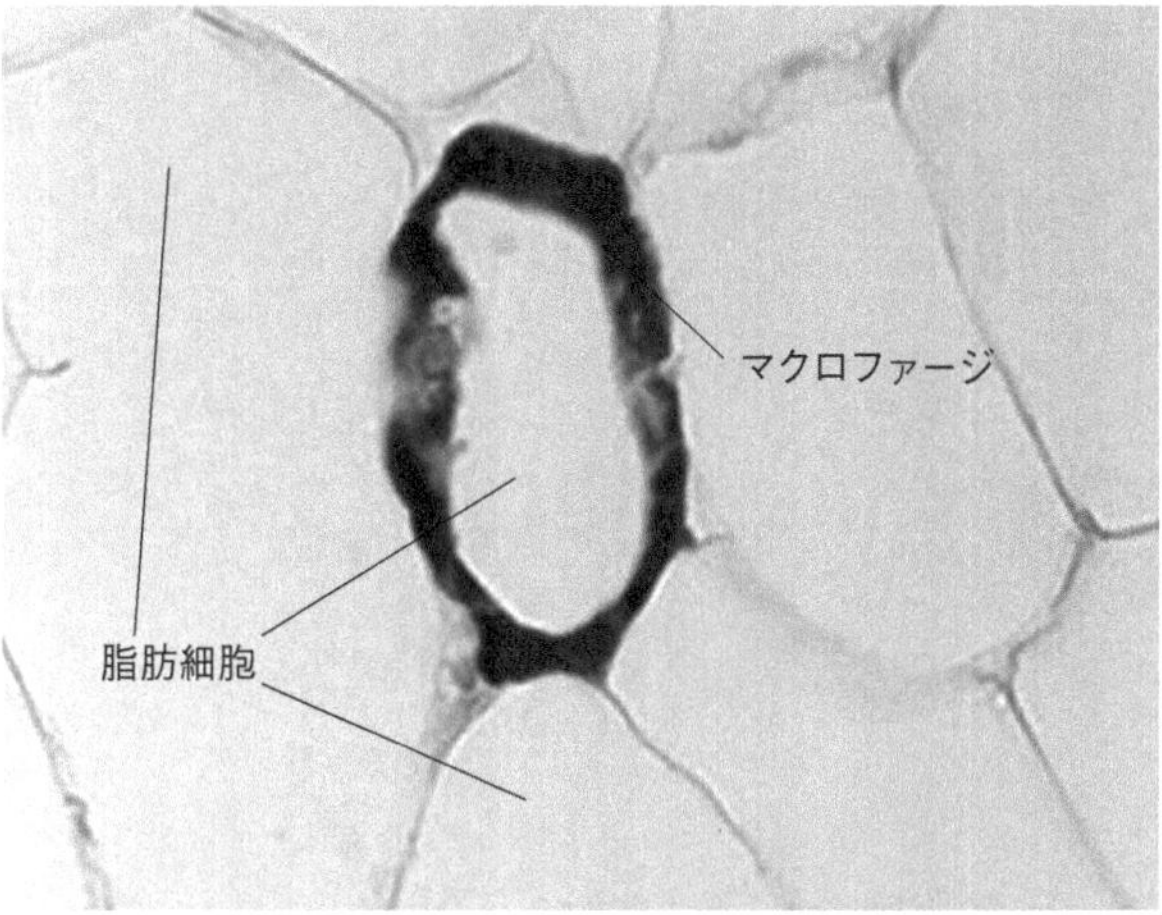

図６－３　クラウン・ライク・ストラクチャー（王冠様構造）

もＴＮＦαなどの〝悪玉〟物質が分泌され、インスリンの効きを悪くするなどメタボリックシンドロームの病態悪化に関与しているといわれている。

　このように、肥満者では脂肪細胞の性質が変わってしまうため、脂肪組織から分泌される物質が大きく増減することによって全身に悪影響を与えている。

肥満は子孫にも影響する！

「獲得形質は遺伝しない」というのは生物学、遺伝学の常識だった。つまり親が後天的に得た形質、たとえば何かのトレーニングをして強い肉体や能力を得たり、逆に不摂生により病気になったり、ということがあったとしても、それは遺伝子に記録されることはないので子どもには受け継がれないというわけである。

しかし近年、遺伝子の発現パターンが後天的な要因により、さまざまな影響を受けることが注目されている。遺伝子に書かれている情報自体は変わらなくても、それぞれの遺伝子の発現の量が変わってしまえば、遺伝子全体がもつ情報としては変わってくる。

こうした変化には、クロマチンというＤＮＡとタンパク質の複合体が関与している。ＤＮＡ配列の変化を伴うことなく、クロマチンが後天的な修飾（ＤＮＡ塩基のメチル化やヒストンメチル化、アセチル化、リン酸化など）により遺伝子発現が大きく影響を受けるのである。これらの修飾は生活環境によって決定される。こうしたクロマチンへの後天的な修飾により遺伝子発現が制御されることを、遺伝学あるいは分子生物学ではエピジェネティクスという。しかし、生殖細胞ではこれらの修飾はリセットされ、子孫に受け継がれることはないと考えられていた。

ところが、豪州ニューサウスウェールズ大学のモリスらは、ラットを用いた動物実験で、授精前の父親の体重と食事が、生まれてくる子の糖尿病発症と関連があるという報告をして世界を驚かせた。モリスらは、雄のラットに高脂肪食を食べさせて肥満と耐糖能異常を起こさせてから、正常体重の雌のラットと交配した。すると生まれてきた子ラットは、耐糖能異常とインスリン分泌異常を示したというのである。この結果は、高脂肪食による代謝変化をもった精子がエピジェネティックな変化をきたして、それがリセットされることなく子孫に伝えられたものと解釈された。

太った母親が胎児に影響を与えることは、予想されうるし実際それについて調べた研究は多い。しかし、父親の不節制とそれによる体調の変化が子どもたちにも影響を与えるとは、驚き以外の何ものでもない。父親のビール腹が、これから生まれてくる子にまで災いするというのだ。ただし、この説が確実なものとして認められるには、今後、多数の検証実験による洗礼を受ける必要がある。

2つの摂食障害

しかし、現代における食の問題は体重が増えることだけではない。減ることも大いに問題だ。スレンダーな体型が美しいともてはやされるようになり、必要以上に痩せようとする女性が多くなった。わが国の女性はとくにスリム体型志向が強く、先進国のなかでも痩せすぎの女性が非常に多いといわれている（図6－4）。BMIが17を下回るような痩せは、健康上のリスクもきわめて大きい。

食欲の異常として近年とくに問題になっている疾患が、中枢性摂食異常症である。そのなかのひとつ、神経性食欲不振症（または神経性食思不振症）は、米国精神医学会の定めるDSM－Ⅳ(Diagnositic and Statistical Manual of Mental Disorders-IV-TR）というマニュアルの定める診

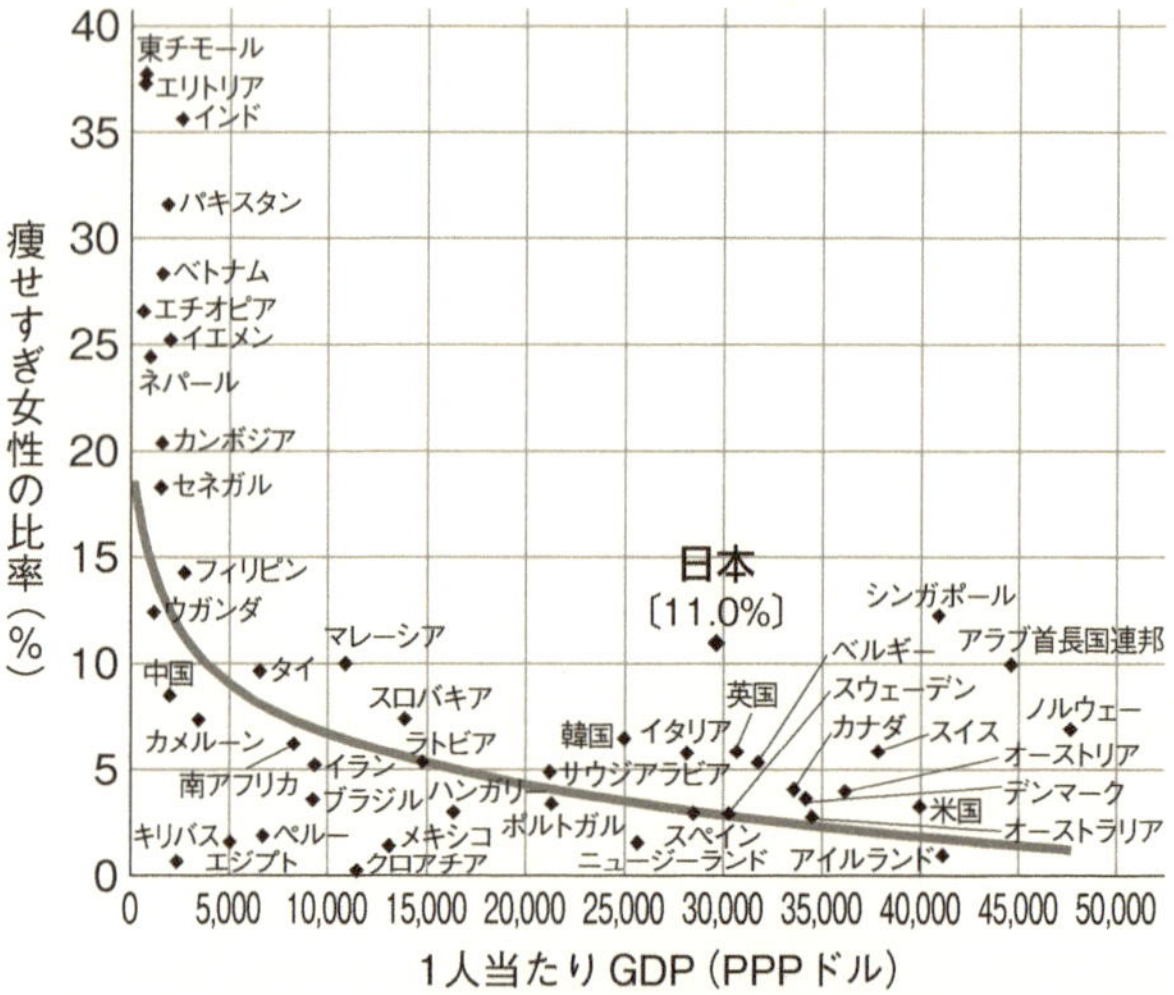

図６－４　痩せすぎ女性の比率の国際比較　BMI18.5未満の女性がその国の全女性の中で占める割合。１人当たりGDP水準が高い国の中では日本はかなり割合が大きい（曲線は対数近似回帰線）

断基準では次のように定義されている。①年齢、身長に見合った正常最低体重以上の体重を維持することを拒否する（正常最低体重の85％以下に痩せるか、成長の過程で正常最低体重の85％以上の体重に達しない）②痩せにもかかわらず、体重が増えること、太ることに強い恐怖心がある③体重・体型で自己評価が左右され、痩せの深刻さを否定する④初潮があった女性の場合、無月経か、３ヵ月以上連続して月経がない。

神経性食欲不振症は「拒食症」とも呼ばれる。極端に食事を制限するのみの制限型と、飢餓の反動で過食するようになり、痩せを維持するために嘔吐や下剤を乱用するむちゃ食い／排出型がある。ほとんどの場合、30歳以下の女性が発症し、無月経を伴う。一般的にはスリムな体型に対するあこがれが患者の心理的背景にあるといわれているが、実際にはその心理には非常に複雑なものがあると考えられる。ほぼ先進国に特有な疾患であり、食があふれているからこそ引き起こされる疾患といえるのかもしれない。

一方、神経性大食症は「過食症」とも呼ばれる。自制不可能な発作的なむちゃ食いを繰り返し、痩せた体重や体型への異常なこだわりがあるため、いつも体重増加を防ぐために自己誘発性嘔吐、下剤や利尿剤の使用、ダイエット、激しい運動を行うのが特徴だ。自己誘発性嘔吐とは指をのどの奥に入れてみずから吐くことで、症例によっては指に「吐きダコ」が見られたり、胃液による虫歯が見られたりする。体重は正常範囲であることが多いが、症例によっては痩せ、肥満が見られる場合もある。大食いを主体とする病態ではあるが、根底にあるのは、身体が求めるエネルギー量と食事量の乖離であり、食欲をコントロールする脳の機能に問題があることは共通している。

一見、対照的に見えるこの2つの疾患は相互に関連していて、神経性食欲不振症が神経性大食症に移行する場合も少なくない。わが国では、神経性食欲不振症と神経性大食症をあわせた、いわゆる「中枢性摂食異常症」の患者は500万人以上いるといわれている。それぞれの疾患について、もう少しくわしく見てみよう。

神経性食欲不振症の恐怖

神経性食欲不振症が発症するきっかけは、現在の社会を背景とした「スレンダーな体型」へのあこがれであるとよくいわれる。しかし、それは大きな要因のひとつではあるかもしれないが、そのようなシンプルなものだけではない。それは、スレンダーな体型を自分のものにしてからも、患者が決して食事制限や嘔吐をやめようとしないことからわかる。この疾患では、実際には「食欲がある」にもかかわらず、極度の自己規制により食事量を極端に減らしているため「食欲不振症」という診断名は誤称であるともいわれている。

患者のほとんどは若い女性で、思春期前後に周囲の人の言葉など、なんらかの小さなことをきっかけにダイエットを始める。本来、自己に厳しく、完璧主義なタイプが多いため厳格なダイエットが実行されて体重が減っていき、やがて「体重という数値が減少すること」にある種の強い満足感を得るようになる。今度はそれを続けることが目標になってしまい、スリムな体型になっても自分の体型を誤って認識し、まだ、太っていると思い込んでダイエットを続けてしまうのである。体重の少なさやウエストの細さというゆがんだ指標が、明確な数値として社会的価値をもつに至ったために起こる悲劇ともいえる。体重が減るほど、自己評価が高まり、満足感を得るようになるのだ。

強烈な欲求である食欲という高い壁に逆らって体重を減らすことが、強い達成感につながっていて、他人から痩せすぎを指摘されても、それを認めようとしない。スリムな体型が望ましいとされる世の中で痩せを指摘されたことが、むしろ満足感にすらなる。そして太ることに強い恐怖心を抱いている。

食事制限や嘔吐のほか、運動によって体重を減らそうとしたり、下剤や利尿剤を用いたりする場合もあり、腎機能や電解質異常に陥ることもある。ただし神経性食欲不振症の患者は病的に痩せているわりには、一見、元気で生き生きとしているのも特徴である。しかし強い食事制限をしているにもかかわらず、本人はつねに食事のことを強迫的に考えている。

この疾患は「食べ物」という生物にとって最大の報酬を拒絶することで、自分の意志の強さや価値を確かめ、アピールしようしているのだ。一種の自殺願望に近いと考える人もいる。本人の心は満たされぬ寂しさが支配していて、それが生に密接に関わる「食行動」によって表現されているのである。このように神経性食欲不振症は、食欲のメカニズムは正常にはたらいているが、それを意志の力で打ち消しているという意味で、食欲の異常というより精神の失調なのだ。

患者は極端な痩せにより、やがて無月経となる。症例によっては自分が痩せすぎであると認識している場合もあるが、それでも無理な食事制限をやめることができない。栄養障害により、性ホルモンをはじめ内分泌にも異常をきたし、皮膚は乾燥し、産毛が生える。自律神経系の機能は副交感神経優位に傾き、心臓の機能に異常が起こり、脈は非常に遅くなり、血圧も低くなる。体温が低くなり、便秘や腹痛も起こる。寒さに弱くなるのも特徴だ。血液にも異常は現れる。貧血や白血球減少をきたし、血中コレステロール値が上昇する。低カリウム血症などによる不整脈で死亡することも珍しくない。

神経性食欲不振症の患者の多くは、特有の心理傾向がある。自己規制を課して努力する勤勉な性格の持ち主が多いのだ。食欲という強い欲求に抵抗できてしまうことからもそれはわかる。食事制限が破綻すると半数ほどの患者は発作的に過食することがあるが、そのあと激しい自己嫌悪を感じて、嘔吐する。この過食と嘔吐が習慣化してしまうと疾患はますます悪化してしまう。

欧米の女子高校生・女子大学生では、1～2％が神経性食欲不振症に罹患している。日本でも1980年代から増え、厚生労働省が1993年に200～300床以上の病院へのアンケートという方法で行った調査では、13～29歳の女性10万人あたりの有病率は14・6～21・8人であった。しかし地域の学校を対象に摂食異常調査表によって行った調査ではもっと高率で、200～600人に1人、神経性大食症は50～350人に1人という結果だった（厚労省中枢性摂食異常症に関する調査研究班）。

この疾患から快復する患者は、約5分の1。5分の3がよくなったり悪くなったりという慢性の経過をとる。残りは、栄養失調や自殺で死亡する。死に至る恐ろしい病なのだ。

神経性食欲不振症の原因はいまだに、まったくわかっていない。しかし、本書で見てきた視床下部におけるエネルギー恒常性制御システムの異常に答えを求めることは、おそらく間違っているだろう。この疾患は「食欲」という動物にとってもっとも根源的な欲求をみずからの意志で抑え込み、食という報酬を「スレンダーな身体」という代償で補ってしまっている。おそらくは、もっと高次な脳機能の障害にもとづくものと考えられる。大脳基底核の機能を含む、視床下部以外の脳機能の障害に原因を求めることが、今後の研究者の課題となるだろう。報酬系のシステムに変化をきたしてしまい、それが食行動の異常や感情の障害にまでおよんでいる可能性がある。

これまで見てきたように「食欲」は側坐核を中心とする報酬系と深い関係があるが、この疾患の患者たちはその報酬系を「スリムな体型を得る」という別の報酬で、いわば上書きしてしまっているのである。当然、全身のエネルギー状態に関する視床下部からの情報は警告を発しつづけているから、ここに行動選択のぶつかりあいが生じて、精神状態は大きく乱れることになる。

神経性大食症の病態

神経性大食症は、短時間に大量の食物を衝動的に食べる疾患である。健康人のやけ食いや気晴らし食いと異なり、自分で抑制できずに過食を繰り返す。

甘く脂っこい食品を中心に、数千キロカロリーもの食べ物を短時間で食べる。過食発作は一般に夜に多く、睡眠を犠牲にしてまで食べる。冷蔵庫や家じゅうの食べ物を食べ尽くして家族の食事にも支障をきたしたあげく、さらに食料を求めてコンビニ通いをする。膨大な食費によって経済的な問題を生じることも多い。

患者は「食べているときだけは何も考えないですむ解放感がある」と、ストレス発散としての過食の効用を認める。しかし、それほど過食をしても神経性食欲不振症と同様に、スレンダーな体型への強いこだわりがあり、過食後、自己嘔吐や下剤乱用で体重の増加を抑える。あるいは後悔や自責の念にさいなまれ、強い抑うつに襲われる。下剤乱用や利尿剤乱用による電解質異常を伴うことも多い。

これら2つの中枢性摂食異常症は、治癒しにくい疾患である。7〜8年以上にわたって症状が続くことも多い。適切な治療を受けなければ重症となり、生命の危険に脅かされることもある。

いずれにしても、食行動をつくり出す（線条体を主とする）大脳基底核のシステムが、視床下部からの信号を無視して食行動を過剰に抑制したり、暴走させたりしていると考えられる。

食欲への心理学的な効果

話は変わるがよく「あくびは人にうつる」という。これは本当だろうか。

以前は酸素が足りなくなると「あくび」が出るとされていたので、誰かが酸素不足を感じている環境では別の個体もあくびが出やすくなると考えられていた。しかし、実はあくびは酸素不足で起こるのではなく、覚醒レベルを上げるためにしている可能性が高いことがわかってきた。もしあくびが人にうつるとしたら、心理的なメカニズムによるものだと思われる。

食欲にも、実は他者からの影響、つまり社会心理学的効果が存在する。

肥満がこの40年ほどで爆発的に増えたのは、遺伝的要素によるというより、おそらく大部分は環境要因によると考えられている。アメリカ人の多くを占めるコーカソイドやアフリカンアメリカンは体質的には日本人よりずっと基礎代謝が高く、肥満になりにくいにもかかわらず、アメリカ人には圧倒的に肥満が多い。これは食習慣の問題が大きいからである。

では、食習慣に影響をもたらす環境要因にはどのようなものがあるのだろうか。たとえばアメリカでは低収入と低学歴が肥満とかなり相関することがわかっているが、これは前に述べたように経済的な理由から、こうした層ほど安価な高カロリー食を多くとる一方で、ジムなどに通う余裕はないなどの、いわば食欲と代謝量への間接的な影響にすぎない。

ニコラス・クリスタキスとジェームズ・ファウラーは、肥満が伝染病のようにヒトからヒトへ伝播するという報告をしている。彼らは『フラミンガム心臓研究』（FHS）という疫学的研究のデータを用いて解析した。これは1万2000人以上を対象に、32年にわたって調査された長期の疫学研究で、本来の目的は心臓疾患の危険因子を探るためのものである。彼らは各参加者の個人データをもとに、親しい友人、同僚、家族といった社会的なつながりと肥満との関係を解析した。その結論は、驚くべきものだった。

あるヒトが太ると、その友人が太る可能性は57％高くなるというのである。兄弟間では、1人が太ると別の兄弟も太る可能性は40％高くなり、配偶者間では37％高くなるという。

これはどういうことだろうか。みなさんは太ったヒトを見て、それが自分の食欲に影響すると思われるだろうか？　もし影響があるとすれば、むしろ「こんなふうになりたくないな」と思って食べるのを控える方向に気持ちが向かうと思うのではないだろうか。

しかし、コロラド大学の研究者たちの報告によれば、実際には正反対のことが起こるという。肥満者の写真を見たあとでは、被験者はより多くのカロリーをとるようになるというのだ。たとえば被験者に、肥満者のヒト、標準体重のヒト、ヒト以外の物質（木や金魚鉢など）の写真を見せたあとでクッキーの試食をしてもらうと、肥満者の写真を見たグループはそれ以外のグループの1・5倍もクッキーを食べたという（1・9個と2・6個）。この傾向は、体重を減らそうと考えている者にも同様に見られた。ところが、肥満者の写真を見せたグループでも、そのあとに自分の健康目標を書いてもらうと、クッキーを多く食べることはしなくなったという。

この結果は、他者の体型が無意識のうちにわれわれの心理に影響をおよぼし、ひいては食欲に影響することを示している。ノースウェスタン大学の研究グループによる研究では、ヒトは周囲にいるヒトたちが食べる量にあわせて、自分の食べる量を決める傾向があるとしている。周囲に大食漢がいると、その食事量にあわせた量を食べるようになるという。

こうした心理学的な研究はまだ発展途上であり、本書ではこれ以上の言及はある意味で危険なので控えるが、他人が何かを食べている映像や、太ったヒト、あるいは痩せたヒトの姿を見るだけでも私たちの食欲は影響を受けていることは確かなようだ。肥満は伝播する（うつる）のかもしれない。見方を変えれば、もう少し研究が進めば、セルフコントロールや環境の調節など、心理学的な方法で食欲をかなりコントロールすることができる可能性を示唆している。食べ物が実際より大きく見えるメガネをかけると食事量が減少すると話題になった「ダイエットメガネ」も、心理的効果を狙ったものといえるだろう。

「新しい脳」の反乱

この章では、おもに肥満と拒食という食欲に根ざした現代の問題をとりあげながら、ヒトの食欲の特異性について見てきた。

食欲は生命の根源に根ざしたものであるとともに「こころ」に深く関連している。視床下部という、脳の中では進化的にいわば「古い脳」に端を発して、第5章で述べた大脳基底核の一部である線条体や、大脳皮質などの「新しい脳」と密接な関連をもって食欲は生み出されている。

過食は「摂食行動」という行動に対する中毒であるともいえる。薬物中毒者が薬物を渇望するように「精神的な充足」という意味での報酬として、食物やカロリーを求めつづけるのだ。本来は、視床下部の制御下におかれるべき線条体などの行動に関わる脳部位が、暴走して摂食行動を選択しつづける結果であるとも考えられる。

拒食症の場合も、視床下部のメカニズムというよりは、より上位の脳機能の問題である可能性が高い。食べない結果としての「痩せ」という現象が「報酬」の役割をしてしまった結果、食欲を極度に抑え込むという「行動」を選択することにつながってしまうのだ。

かつて1950年以前には、食欲は「精神のありかたの問題であり、生物学的な機能ではない」とされていた時期があった。しかし、現在では食欲は明確に生物学的な機能であり、食欲の異常はその機能の失調であると考えられている。精神のありかた自体が脳の機能であり、したがって生物学的な現象なのである。

脳が階層構造をもっているゆえに、複雑になってしまったヒトの脳では、生命を維持するためのもっとも根本的な欲求である食欲にまで、さまざまな問題が生じることになってしまったのである。第2章から第4章までに述べた視床下部のメカニズムは、現在ではかなり明らかにされている。これに加えて今後、摂食行動の制御に関わるさらに上位の脳部位の機構が明らかにされれば、これらの疾患に対する画期的な治療法が見いだされるかもしれない。

第7章 食欲に関する日常の疑問

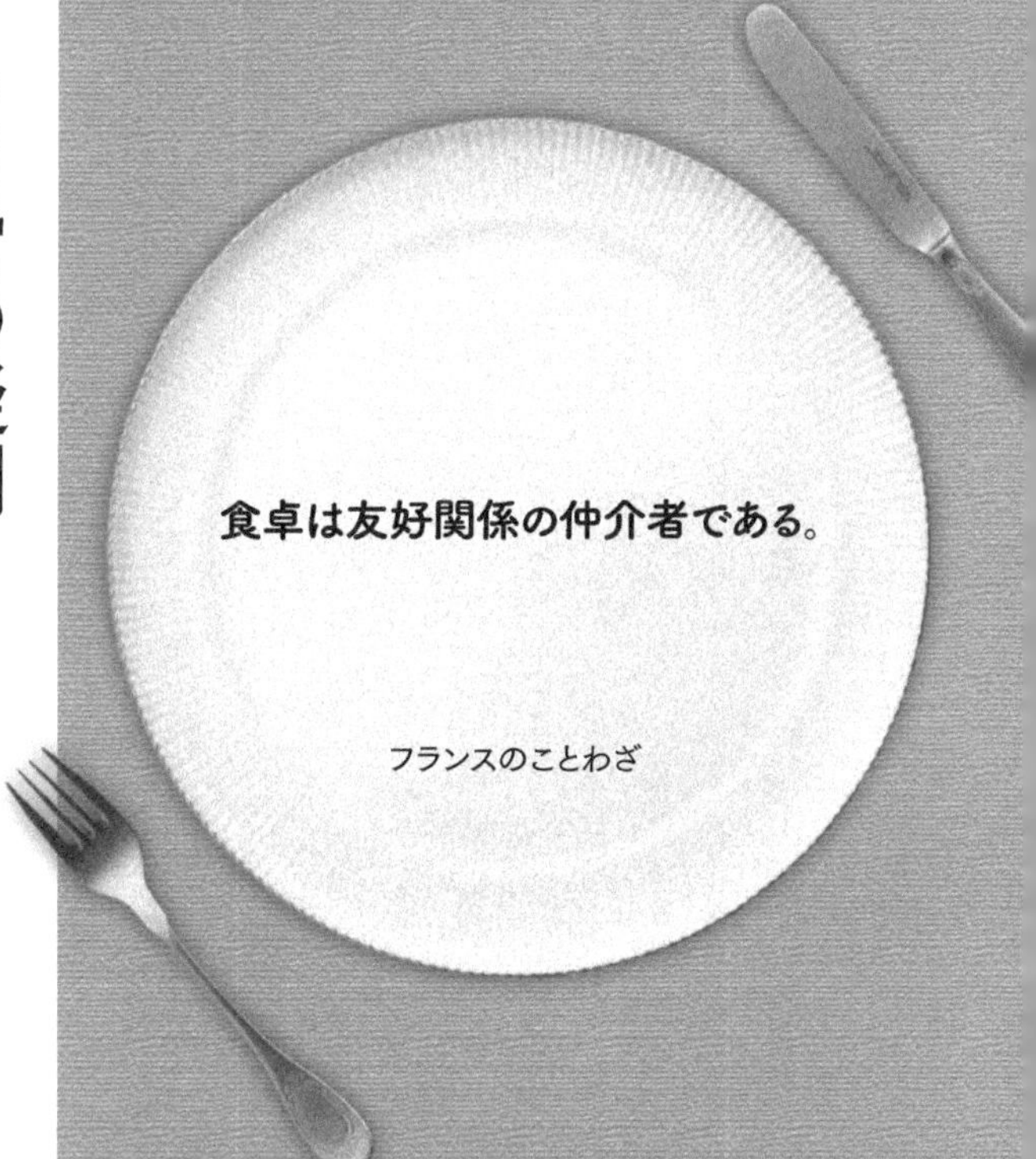

食卓は友好関係の仲介者である。

フランスのことわざ

ここまで、本書のメインテーマである食欲と食行動の制御メカニズムについて、ヒトに特化したケースも含めて解説してきた。この章では、みなさんが日常感じているであろう食欲についての疑問にQ&Aの形式で答えていきながら、これまでの理論的な話をより具体的に理解していただけるように努めた。さらに、みなさんがよりよい食生活を送るためのヒントもできるかぎりお伝えしたい。

Q. 食べすぎにならないコツとは?

A. 本書はダイエットのガイドではないので、体重のコントロールの方法を述べることはしない。しかし、ダイエットに悩んで「食欲の科学」に興味をもったという読者もきっといると思う。そこで、食べすぎにならないように食事を摂るためのポイントを少しだけ述べておこう。

これまで見てきたように、食欲を満たす行動には2つの面がある。エネルギーとしての充足、そして報酬としての満足である。これらを得るには、正常な食欲を実感して「食べる」という行為そのものを大切にすること、そして「おいしい」と実感しながら食事をすることが非常に重要である。「報酬」としての食が満たされないと、それをエネルギー(カロリー)で満たそうとして、カロリーオーバーになりがちだ。つまり、おいしいものを「おいしい」と実感しながら食べることが重要なのだ。

したがって「ながら食い」などは禁物である。食べるスピードが速すぎるいわゆる「早食い」も、当然よくない。食べる喜びやおいしさを十分にかみしめながら、カロリー摂取による満腹感を実感することにより、満腹中枢（カロリー）と側坐核（報酬）が十分に満足し、必要以上のカロリーをとらずに満足することができる。この満足感を報酬として感じることが、健康な食欲を維持するために大切なことである。

また、ゆっくり食べることは、血糖値の上昇を脳が感知することができて、食欲を抑制して食べすぎを防ぐ意味でも望ましい。

よく噛んで食べることも大切だ。食べ物を咀嚼している、という感覚は歯根膜やあごの筋肉から三叉神経を経て脳幹に伝えられ、ヒスタミンという脳内物質をつくるニューロンのはたらきを助けることが知られている。これによって食欲が抑制され、満腹感を得る助けになる。

自律神経のバランスも重要だ。日中は活動的に動くために交感神経優位になっている。そのため基礎代謝も高く、食べても比較的太りにくい。しかし夜8時頃を過ぎると、副交感神経優位になってくるためインスリン分泌が起こりやすく、基礎代謝も低くなるために太りやすくなる。できればそれ以前に満足のいく食事を摂ることが必要だ。

水分は十分に摂るべきだ。「水太りする」などと言って水を飲むのを控える人や、なかには利

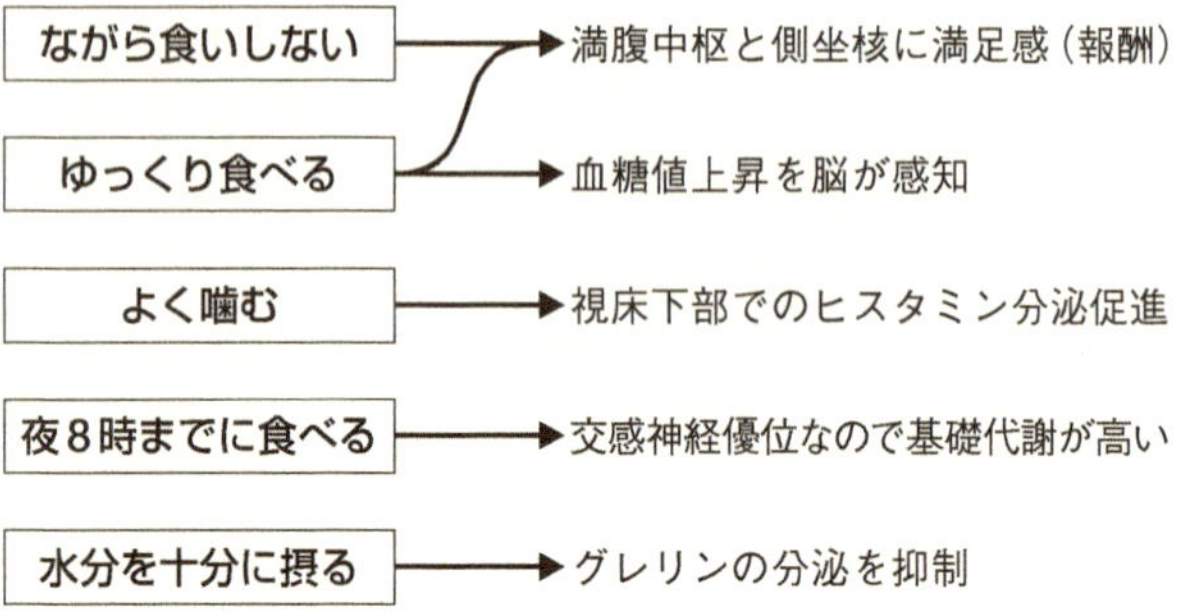

図7－1　食べすぎないためのコツ

尿剤をダイエットに使って水分を体から出そうとする人もいるが、これはナンセンスだ。一時的に水分を出して体重が減ったとしても、脂肪細胞が減るわけではない。体内の水分はアルドステロンやヴァソプレッシン、アンジオテンシンⅡといったホルモンで綿密にコントロールされ、最適な値に維持されている。たくさんの水を摂っても、体内にたまるわけではないのだ。

むしろ水分を摂ることにより胃が伸展すると、食欲を高めるグレリンの分泌が減るので、食欲を抑制することができる。水分を控えると、血液が濃縮されて血栓症になりやすくなるなど身体に悪いことも多いので、十分な水分を摂るべきである。もしも浮腫（むくみ）があるなら、それは水分の摂りすぎではなく、心臓や腎臓に疾患がある可能性もあるので、医師に診てもらうことをお勧めする。

目標体重を紙に書くなどして自己確認することも、前章で述べたような心理的な効果をあげて減量の助けになるかもしれない。

Q. 腹時計の正体は？

A. お腹がすいて「グゥ」と鳴るのがいわゆる腹時計だが、どうしてお腹が鳴るのだろう。それは、腸が動いているからだ。

胃の内容が空になるとグレリンというホルモン（↓79ページ）が胃の粘膜上皮の細胞から血液中に分泌される。グレリンは脳下垂体に作用して、成長ホルモンを分泌させることにより血糖値を維持している。成長ホルモンには血糖値を上げるはたらきがあるのだ。同時にグレリンは、視床下部にはたらいて食欲を亢進させる。このようにグレリンは、レプチンとは逆の作用をもっているのである。さらにグレリンには、消化管に作用して消化管運動を促進させるというはたらきもある。あの「グゥ」という音は、このときに鳴るのである。

ところで、お昼や夕方になると誰でもお腹がすく。腹時計という言葉は決まった時間に腹が鳴るという意味だ。しかし、お腹がすくことによってだいたいの時刻がわかる、という意味で使われることもある。このように規則的な時間にお腹がすくのは、実は前回の食事から時間がたったからだけではない。もちろん体内のエネルギーが減り、血糖値が下がってきたことも理由のうちではあるが、毎日、ほぼ決まった時間に食事を摂っていると、その時間が近づくと空腹を感じるようになるという機構が体には備わっている。

これは動物に広く見られる機構である。マウスやラットは本来なら夜行性で昼間は活動しないのだが、昼の短時間だけ食事を与えるようにすると、やがてその時間が近づくと活動するようになる。食事に反応して行動を開始するのではなく、食事がくる時間を予測して、行動を開始するのだ。これを食餌予知行動という。このリズムは24時間周期で起こり、食事の時間に合わせて覚醒状態、行動量、体温がピークを迎える。これは食事にありつける可能性が高いタイミングに身体機能を高めて、活動量を高める機能であり、まさに「腹時計」というべき機能がおそらく脳に内在されているのである。お昼が近づいてくると、お腹がすいてそわそわしてくる人も多いことだろう。

時計といえば、動物の生体リズムを24時間単位でコントロールしている体内時計が有名だ。体内時計はいくつかの時計遺伝子が巧妙なフィードバックループを形成することにより約24時間のリズム（概日リズム）をつくっている。時計遺伝子は体内のほぼすべての細胞でリズムを刻んでいるが、標準時としてそれらを同期させているのが脳の視交叉上核である。視交叉上核の遺伝子発現が24時間周期で変化することにより、睡眠や覚醒、摂食などのリズムがつくられているのだ。

しかし、食事性のリズムは視交叉上核を失っても残ることがわかっている。これは視交叉上核以外にも、脳の中にリズムをつくり出す機構が存在しているということだ。それはいったいどこなのか？　これについては視床下部の背内側核が関与しているという説があるが、反論も多く、激しい論争がなされている。また、体内時計と同様に時計遺伝子が関わっているという説と、関わっていないという説がある。おそらく複数のメカニズムが関与して食事性の行動リズムをつくっているのであろう。

このことは、体内時計は食事のタイミングによっても大きな影響を受けるということでもある。したがって、毎日ほぼ決まった時間に食べることは生体リズムを整える意味もあるわけだ。「朝食が健康によい」とは、よく言われることだが、実は、本当かどうかの十分な科学的証明はなされていない。しかし、毎朝決まった時間に食事を摂ることで、きちんと目を覚ますこと、それに伴い自律神経や内分泌系などを活動に適した状態にするという意味はあるだろう。

Q．お腹がすいているとなぜ眠れない？

A．ダイエットしていると夜眠れなくなり、ついつい何かを口にしてしまって失敗したという経験がある方は多いようだ。お腹がすくとなぜ眠れなくなるのだろうか。逆に、昼食後に眠くなるのも誰もが経験することだろう。このように食欲と睡眠には明確な関連があるのだが、これはどうしてだろうか。

俗に「消化のため胃腸に血が集まるから、脳に血が行かなくなって眠くなるのだ」と言われるが、これはナンセンスだ。脳は全身でもっとも血液が必要な臓器であり、脳への血流はほかを犠牲にしてでもできるかぎり確保するように調節される。たとえば大出血があった場合、消化管や筋肉、皮膚などの血流を少なくして、脳に集める機能がある。ましてや消化のために脳の血流を犠牲にするなど、ありえないことである。

昼食後に眠くなるのには、2つの理由がある。ひとつは、概日リズムをつかさどる視交叉上核からの出力が、1日のうちで変動するためである。覚醒させる方向への出力が、昼過ぎには一時的に低下するのだ。朝方と夕方はこれが高まるので、夕食後には昼食後ほどには眠くならないのである。

もうひとつの要因は、摂食中枢である視床下部外側野にあるオレキシン作動性ニューロンの機能によるものだ。1960年代、視床下部外側野にはグルコース感受性ニューロン（細胞外のグルコース濃度が高くなると活動が低下するニューロン）が存在するのを大村裕博士が発見したことは第1章で述べた。そして、筆者らの研究により、このグルコース感受性ニューロンの少なくとも一部はオレキシン作動性ニューロンであることがわかった。オレキシンは覚醒の維持に重要なはたらきをしている脳内物質であることから、食欲の制御系と覚醒の制御系には深い関係があることが明らかになった。

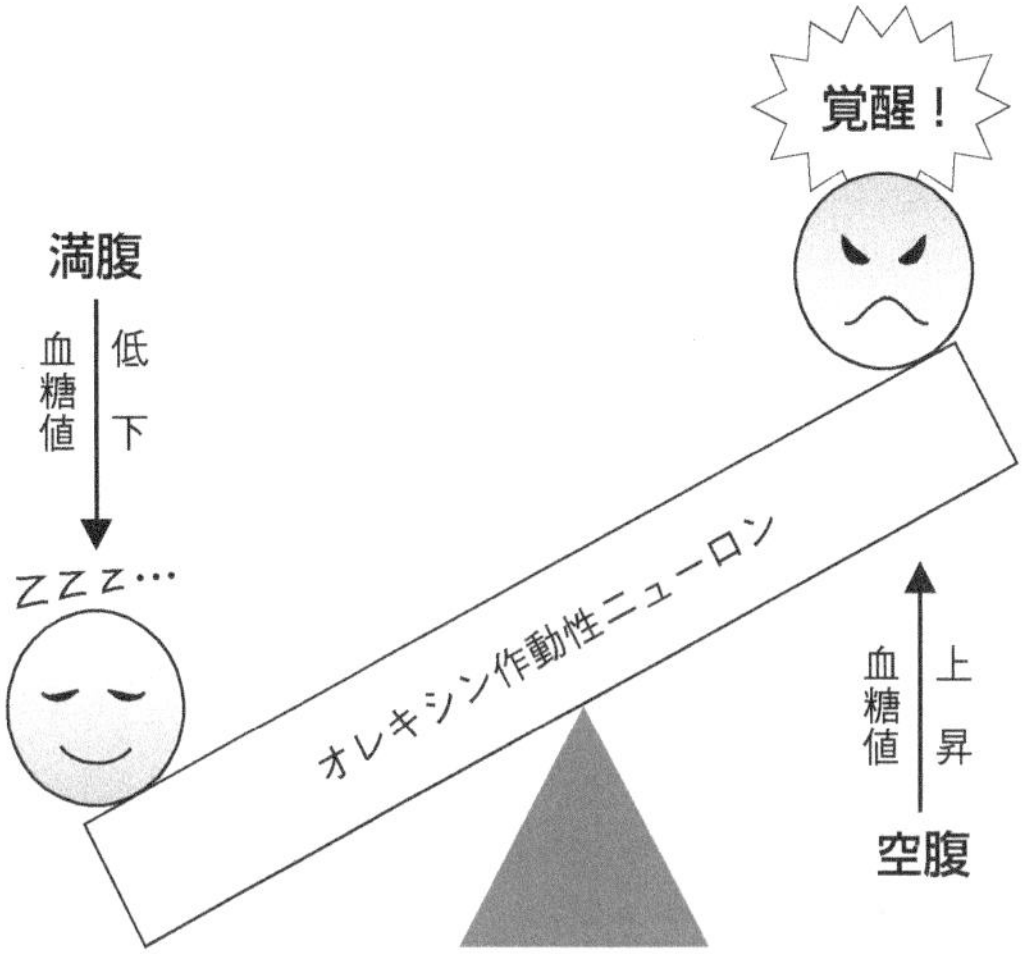

図７－２　食欲と覚醒はオレキシン作動性ニューロンによって強く結びついている

つまりオレキシン作動性ニューロンの活動は、満腹になって血糖値が上がると低下し、空腹になって血糖値が下がると活発になる。オレキシン作動性ニューロンの活動は覚醒に大きく影響するため、空腹時には覚醒レベルが上昇し、逆に満腹時には低下するということが起きるわけだ。

食事と睡眠の関係を、生物にとっての合目的性の面から考えてみよう。マウスなどの動物にしばらく餌をやらないようにすると、休眠期であるはずの昼間にも動き回るようになる。これは覚醒レベルが上昇することによる。実際に睡眠時間も減っている。しかし、遺伝子操作でオレキシンをつくれないようにしたマウスではこのような変化は起こらない。このことから、空腹の情報がオレキシンを介して覚醒レベルを上昇させることにより「餌を探す」という行動をサポートしているのだろうと考えられる。オレキシン作動性ニューロンの活動が上昇すると、意識もクリアにすることができる。

野生動物は空腹になると、餌を探す行動をするために覚醒レベルを上げ、意識をクリアにしている。餌を探す行動には危険がつきものだからだ。このように空腹は精神状態や覚醒状態に大きな影響を与える。私たちが空腹のときに眠れなくなるのも、野生時代の名残なのである。また、空腹時に餌を探すためのモチベーションも、オレキシン系を含む覚醒系を刺激する。

Q. 病気になるとなぜ食欲がなくなる?

A. 食欲は病気になると、とたんに減退する。ちょっと風邪をひいただけでも食欲がなくなるのはよく経験するし、がんになった患者さんは食べ物が喉を通らなくなり、体重をどんどん失ってしまうことも多い。これはどうしてなのだろう。

この現象には、免疫系の機能が関わっている。病気になると、病原体やがん細胞と戦うために免疫担当細胞(白血球やリンパ球)が盛んに活動する。このとき免疫細胞どうしの情報交換や、ほかの細胞との連携のためにサイトカインと呼ばれる生理活性物質が使われる。実はこのサイトカインの中に、強力に食欲に影響を与える物質が含まれているのだ。

少し話がそれるが、病気になると発熱するのも、サイトカインのはたらきである。細菌やその菌体成分であるエンドトキシンという毒素が体内に入ると、免疫系が応答してさまざまなサイトカインが免疫担当細胞より放出され、血液中を巡ることになる。その中のインターリューキン1（IL-1）やIL-6、TNF（腫瘍壊死因子）αなどは視床下部にはたらき、プロスタグランジンという物質の産生を介して、体温のセットポイント（設定温度）を上方に修正する。これによって、発熱が起こる。発熱とは体内に入り込んだウィルスの増殖を阻害するためのものだ（ちなみに「解熱薬」とは、このプロスタグランジンの産生を妨げる薬物である）。

いま名前が出たTNFαは、このように本来は免疫系の細胞が分泌し、腫瘍を攻撃するなどの作用をもつ物質なのだが、第6章で述べたように、脂肪組織からも分泌される。そしてインスリン抵抗性を生み出すとともに、視床下部にもはたらいて食欲を直接、抑制することを思い出してほしい。病気になると脂肪細胞ではなく免疫系がTNFαを分泌して、食欲が抑えられてしまう。食欲が減退する理由は、こうした機能にあるのだ。

脂肪細胞によるTNFαの分泌は、それ自体は増えすぎた脂肪組織を減らす合目的的なものといえるが、すでに述べたように反面では、インスリンのはたらきを悪くして肥満に伴うメタボリックシンドロームをつくり出す有害な作用でもある。そして、感染症などに伴う免疫応答のときにもまったく同じようにTNFαが血液中に増えてきて、食欲を抑えてしまうのだ。

悪性腫瘍のときにも、生体に腫瘍免疫と呼ばれる免疫応答が起こり、大量のＴＮＦαがつくられる。その結果、食欲は激減し、インスリン感受性も下がるので身体は痩せていくことになる。これがかつて「悪液質」と呼ばれた悪性腫瘍患者の痩せと低栄養状態の原因になっている。

Ｑ．「別腹」って本当にあるの？

Ａ．甘いものは「別腹《べつばら》」、などといわれることがある。お腹いっぱい食べたにもかかわらず、おいしそうなデザートが出てくるとペロリと平らげてしまうヒトを見ると、なるほど、とも思ってしまう。「別腹」は『広辞苑』にも２００８年刊行の第六版で初めて登場した比較的新しい言葉のようだ。まさに飽食の時代にふさわしい新語なのかもしれない。

誰にでも意味がわかるほどこの言葉が広まったのは、多くの人が実感できる経験をもっているからだろう。デザートのみならず、飲み会のあとのラーメンなど、もう満腹のはずなのに食べてしまうという現象は、食欲が「エネルギーの充足と不足」だけで制御されているとすると、まったく説明できないことになる。

いくらおいしいものでも、食べ続けていると飽きてくる。「おいしい！」と感じるのも、実は110ページで述べた報酬予測誤差の一種なのだ。口に運ぶたびに同じ味だったらその味は予測可能なものになってしまい、報酬予測誤差がなくなる。それに加えて血糖値が上がってくれば、満腹感を感じて「もうお腹いっぱい」ということになるわけだ。

しかし、ここで味や舌触りや見た目に「変化」が起きたらどうだろう。飽きていたものとはまったく違うカテゴリーのものがにわかにあらわれると、エネルギーが満たされていても、いままでにない「報酬」への期待が生まれる。このとき、食欲が復活するのだ。実際に、目先が変わったものは小さな精神的興奮を呼び、それが自律神経系を介して胃腸のはたらきも活発にする。こうして「別腹」ができあがるのである。

フランス料理のフルコースでは、魚料理と肉料理の間に、口直しのためにシャーベット状の氷菓（グラニテ）が供される。これも、まさにマンネリを防ぎ、食欲を持続させるはたらきをしている。このように報酬予測誤差がゼロにならない工夫をするのも、料理人の腕の見せどころともいえる。

「別腹」は、食欲にはエネルギーの側面からだけではなく、報酬系への充足という側面があることを如実に示す例といえるだろう。

Q. 好き嫌いがあるのはなぜ？

A. 誰もがおいしいと思う食べ物もあるが、自分が好きでも他人は嫌いという場合や、逆の場合はしばしばある。ヒトの食べ物に対する好みには、なぜこれほど大きな違いがあるのだろうか。

味覚とは、狭い意味では舌の「味蕾《みらい》」という部分で感知する特殊感覚である。甘味、塩味《えんみ》、苦味、酸味、旨味の5種類があり、これらを味蕾の細胞が検出した感覚情報が、顔面神経、舌咽頭神経、迷走神経という3つの脳神経によって脳に伝えられる。ただし、私たちにおなじみの辛味は、実は痛覚を感じる末梢神経がカプサイシンなどによって刺激されて生じる感覚で、顔面や頭部の痛覚を伝える三叉神経によって脳に到達する。つまり、辛味とは痛覚なのである。

しかし味覚を彩るのは、これら「狭い意味での味覚」のみではない。ヒトが味を感じるとき、嗅覚が非常に大きく影響している。ヒトは鼻腔の後方から入ってくる食べ物の匂いを感じることができる唯一の生物である。これはヒトの味覚にとって決定的な要因となっている。だから鼻をつまんで鼻腔内の空気の流れを止めてしまうと、食べ物の味がよくわからなくなってしまう。風邪をひいて鼻がつまると食べ物の味がわからなくなるのも、同じ理由からだ。

さらには歯ざわりも、食べ物の好き嫌いを決めるファクターのひとつだ。これも歯根膜や顎《あご》を動かす筋肉などからの感覚が三叉神経によって脳に伝えられる結果を「好き」「嫌い」と判断しているのである。

このように「味覚」は複数の感覚系によって構成されている。つまり食べ物の好き嫌いは、これらの感覚情報に対する評価ということになる。

味覚に限らず、すべての感覚には大きく分けて「好き」と「嫌い」が存在する。多くのヒトが

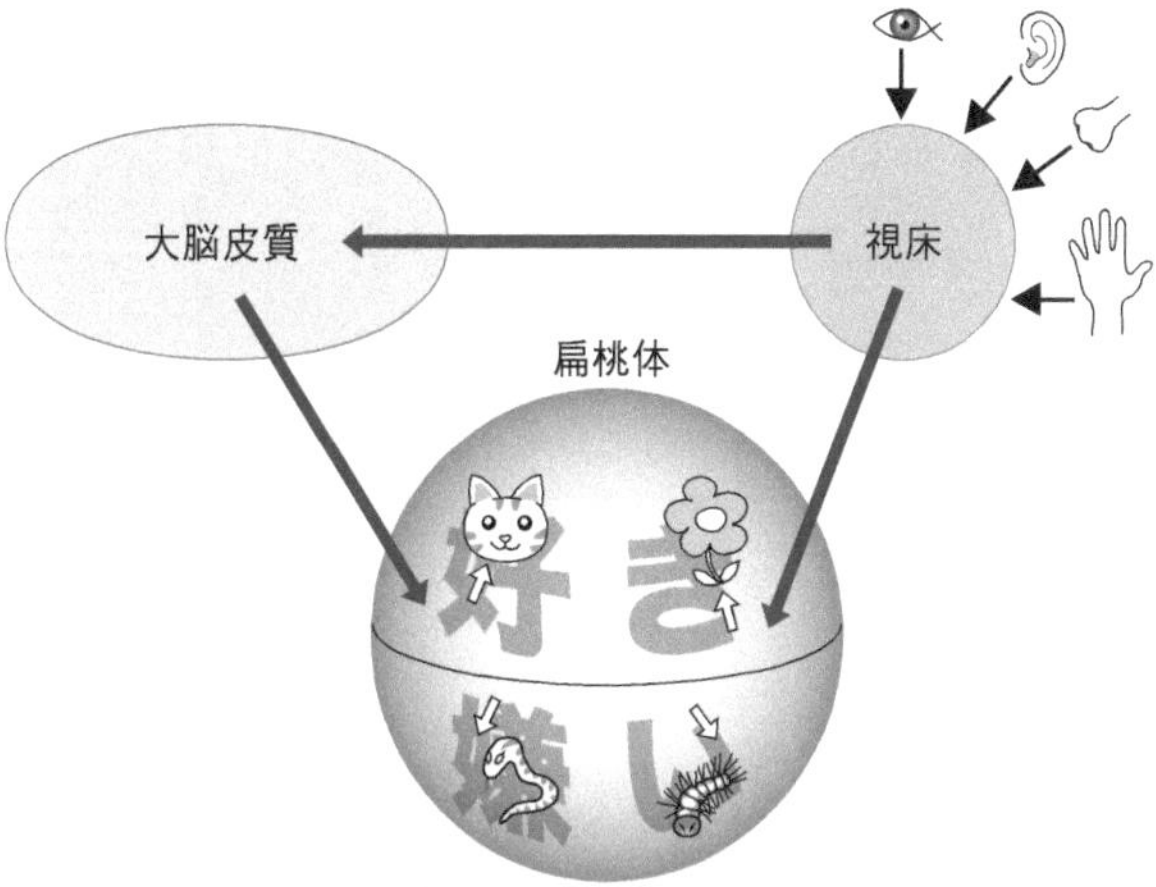

図７－３　「好き嫌い」が生まれるしくみ

子猫を見て可愛いと感じ、美しい花や景色を見て心を動かされる。ほかにもいい香りといやな臭い、美しい楽器の音色と黒板に爪を立てて鳴らした音、心地よい肌ざわりと不快な肌ざわり……これら五感の「好き」「嫌い」を分けているのが大脳辺縁系であり、なかでも扁桃体がとくに重要な役割をしている。五感からの情報は神経を伝わって脳内の視床という中継点に集まり、さらに別のニューロンに乗り換えて大脳皮質のそれぞれの感覚を処理する部分に伝えられるが、扁桃体にも伝えられる。また大脳皮質からも扁桃体に情報が送られる。そして扁桃体は、その感覚を自分は「好き」なのか「嫌い」なのかを判断する（図７－３）。単なる物理的な特性をとらえた感覚に、特有の主観的な意味合いを与えているともいえる。

さらに、この「好き」や「嫌い」は日々、アップデートされている。「条件付け」と呼ばれる一種の学習によって、書き換えられていくのだ。

「パブロフの犬」の話はみなさんもご存じだろう。１９０２年にロシアの生理学者パブロフは唾液が口の外に出るように手術したイヌで唾液腺の機能を研究中、飼育係の足音で犬が唾液を分泌しているのを発見した。これにヒントを得て、ベルを鳴らしてから餌を与えることを繰り返した結果、そのイヌはベルを鳴らしただけでよだれを出すようになったというものである。このとき足音やベルの音は、イヌにとってもともとは価値のないもの、つまり好きでも嫌いでもないものだったが、餌を一緒に与えることによって「好きな」音に変化したことになる。本来、無価値だったものが好きなものに変わったのである。

戦争で大きな恐怖を経験した元兵士が、ヘリコプターの音を聞いただけで心臓がドキドキと高鳴り、顔面蒼白になって立っていられなくなるという体験をすることがある。本来は恐怖の対象ではなかったヘリコプターが、戦場で恐怖を体験したときに聞いた音が同じ音だったために、恐怖を表現するようになったのである。たとえ、可愛らしい子猫や、甘いキンモクセイの香りであっても、たとえようもない恐怖や失望感を体験したときにたまたま子猫がいたり、キンモクセイの香りがしていたら、それらが嫌悪の対象になってしまうこともある。これは扁桃体が学習して、そういう知覚を嫌悪すべきものとしてしまうからである。

こうしたしくみを踏まえ、食べ物の好き嫌いがつくられていく過程を考えてみよう。好き嫌いのベースになる感覚は、ヒトがもともと生得的、本能的にもっているものである。たとえば「甘い」味はカロリー源となる炭水化物、塩辛い味はミネラル分を示すので、私たちは小さい頃からこれらの味を好む。しかし「苦味」は、もともとは「毒」を意味する味覚であり「これは食べてはいけない」というサインだ。もともと動物は、本来は痛覚であった「辛味」や、毒を意味する「苦味」は嫌いである。ヒトの子どももまた同様だ。ところが私たちは、成人になるにつれてそれらを、ほかのおいしいものと一緒に食べ、楽しい会話をしながら飲んでいくうちに「食べても（飲んでも）おいしいものだ」と扁桃体で学習していく。このように味覚という「感覚」も、扁桃体がいろいろなことを学びながら形成されるのだ。

他人の影響という面も無視できない。辛いものや苦いものでも、ほかのヒトが唐辛子やビールを「うまい」と言うからだんだん好きになっていく、という側面があるのだ。これも感覚を学習しているといえるだろう。

味覚とは違う感覚の話だが、たいていのサルはヘビを怖がり、嫌悪する。これは本来備わった生得的な感覚だと思われていたが、実は母ザルがヘビを怖がるのを見て、学習した結果だということがわかってきた。このように社会性のある動物では、他者の好き嫌いの判断を自分に取り入れることもある。そして味覚の世界でもそれは起こることなのだ。

つまり食に対する嗜好は、生得的な好き嫌いがベースにはなっているが、後天的な要素である学習（＝条件づけ）によってどんどん書き換えられている。子どもの頃の味覚と大人になってからの味覚が大きく違い、また、個人間にも大きな差があるのは、これが理由である。

第8章 食欲の制御は可能か？

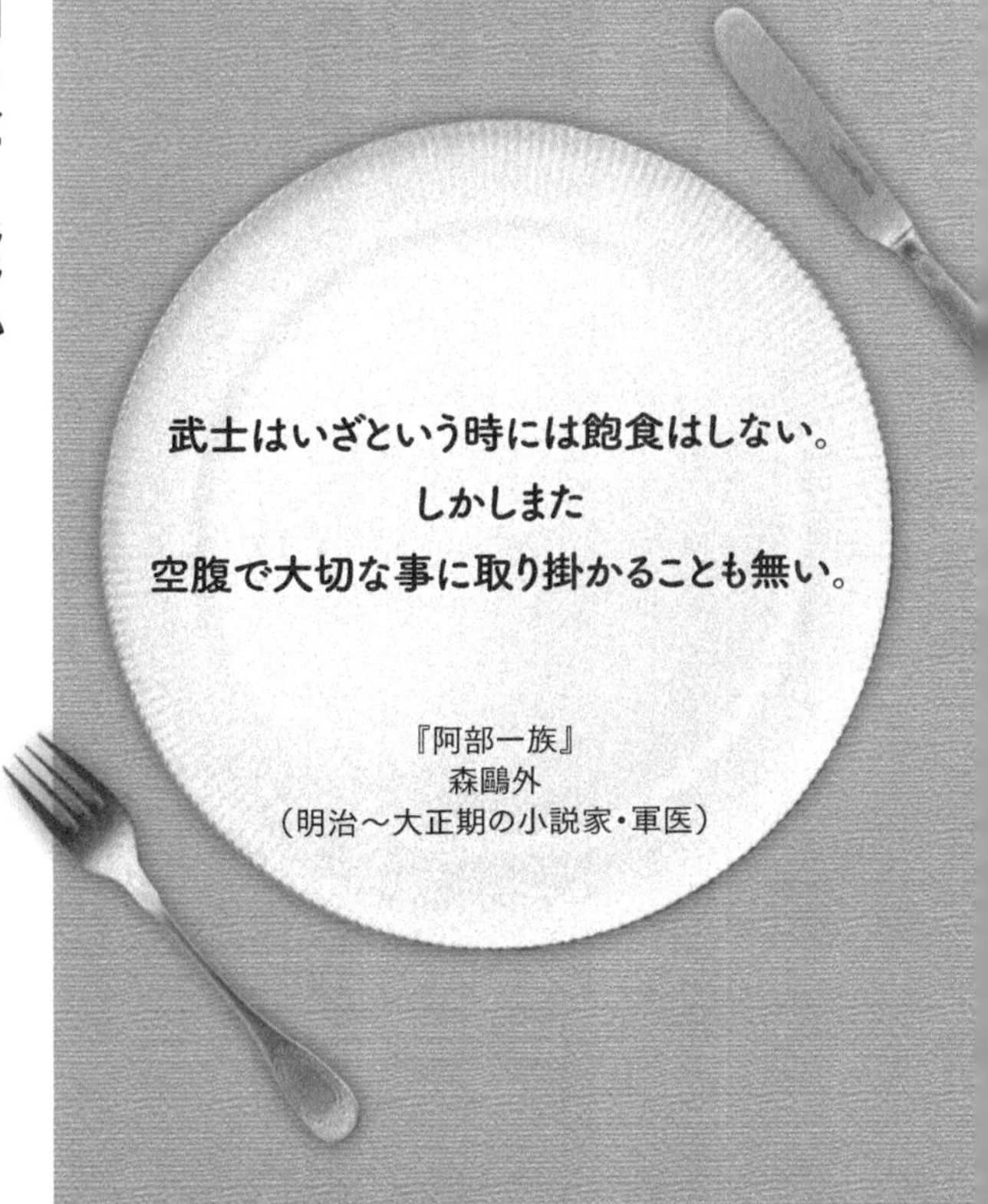

武士はいざという時には飽食はしない。
しかしまた
空腹で大切な事に取り掛かることも無い。

『阿部一族』
森鷗外
（明治〜大正期の小説家・軍医）

第6章でもお話ししたように、米国などの先進国では肥満とそれに伴うメタボリックシンドロームが大きな社会問題になっている。そこで「食欲を抑制する」ことを最終目標として掲げた基礎研究や臨床研究が盛んになってきている。肥満者の「治療」のため、なんらかの方法で食欲を抑制しようというわけだ。この章では、そうした「食欲の人為的な制御」の可能性について見ていこう。

食欲は生きるために必須の本能であり、エネルギーとしての食を取り入れて自身の構成要素とすることとは、生命の本質である。そんな食欲をみずからの手でコントロールしようという企みは、もしかしたら「神の領域」に踏み込むことなのではないか？ はたしてヒトは、みずからの食欲を、みずからの手で制御できるのであろうか？

この問いに対しての筆者の答えは、イエスだ。ただし、近い将来を見すえての答えである。現時点ではさまざまな困難が、それを難しくしているのが実情だ。

レプチン抵抗性は乗り越えられるか

「治療」といえば、まず考えられるのは薬物治療である。第2章で紹介したようにレプチンは当初、「夢の抗肥満薬」になると期待されていた。だからこそアムジェン社は、レプチンに関する特許をフリードマンとロックフェラー大学から大金をはたいて買い上げたのである。

しかし、レプチンが著しい効果を示したのはレプチン欠損症による肥満のみであった。レプチン遺伝子の変異にもとづく肥満はヒトでは非常にまれであり、むしろ大多数の肥満では血液中のレプチンは正常人よりもはるかに高値を示す。おもに脂肪細胞で産生されるレプチンの血中濃度は、体脂肪量に比例する。つまり肥満者は「食欲を強力に抑える」作用をもつレプチンを大量に血液中に分泌しているのにもかかわらず食欲が抑えられない「レプチン抵抗性」を呈している。これでは、レプチンを少しくらい投与しても効かないということになる。

また、レプチンは満腹感を演出して食欲を抑制するというよりは、その血中濃度が減ることがエネルギー不足を意味して飢餓感をもたらすという側面が大きい。適度な濃度のレプチンは、身体が十分なエネルギーをもっていて健康で安全な状態であることを脳に知らせている。このレベルが「減る」ことは緊急事態なので、肥満者の高いレプチン濃度であっても、それが減れば脳は飢餓感を感じる。しかし肥満者は、レプチンが「増える」ことに対する脳の反応は鈍くなってしまっていて、食欲を抑えられない。だからレプチンは、アムジェン社やフリードマンが目論んだような「夢の抗肥満薬」にはならなかった（ただし、全身性脂肪萎縮性糖尿病と呼ばれる疾患にはレプチンが著効を示すことが明らかになった。この疾患は先天性のものと後天性のものがあるが、脂肪組織が萎縮してしまうことによりレプチンの産生量が極端に減ってインスリンのはたらきが悪くなり、重症の糖尿病や脂肪肝を起こす。肥満による糖尿病はレプチン過剰を伴っているが、レプチンは少なすぎても重大な代謝異常をきたすことがわかる）。

しかし今後、肥満者におけるレプチン抵抗性を解決する方法が、もしかしたら見つかるかもしれない。レプチン抵抗性の機構が明らかになれば、それを回避することが可能かもしれないのだ。２００９年の米ハーバード大学医学部の研究では、小胞体ストレス（↓53ページ）を抑える薬物を併用することで、脳がレプチンに反応しなくなるのを（つまり抵抗性を）抑えることに成功し、肥満マウスの脳が再びレプチンに反応するようになった。これらの薬物はほかの疾患への適応については、すでにヒト向けに認可されている。つまりある程度の安全性が確立しているので、比較的早期に実用化される可能性がある。

現在使われている食欲抑制薬

シブトラミンは米国で１９９７年に肥満治療薬として承認された薬物である。セロトニンおよびノルアドレナリンという脳内物質の神経末端への再取り込みを阻害することにより、これらの物質のはたらきを高めることが作用機序と考えられている。

セロトニンやノルアドレナリンは神経の末端から放出されて、ほかの神経に影響を与えるが、シナプス間隙にそのまま残っていては不都合なので酵素で分解したり、神経末端が積極的に取り込んで濃度を元に戻したりするしくみがある。その取り込み機構ではたらく分子（トランスポーター）を阻害することによって、セロトニンやノルアドレナリンのはたらきを高めるのだ。

そのシブトラミンの肥満治療薬としての機能は、食欲を抑制することである。セロトニンやノルアドレナリンのはたらきが高まるとなぜ食欲が抑制されるのかはまだよくわかっていないが、視床下部の摂食亢進に関わるニューロンの機能を抑制するものと思われる（実はこうした作用は覚醒剤とも似ている。覚醒剤中毒者が食欲低下による激しい痩せを呈することはご存じの方も多いだろう）。

シブトラミンはまた、交感神経系のはたらきを高めることによって、代謝レベルも高める。これも体重を低下させるためには役立つ効能である。ただし心臓に負担がかかるため、よいことばかりとはいえない。シブトラミン以前には、マジンドール（サノレックス）という薬物が肥満治療薬として使われていたが、１９９９年以降、シブトラミンが広く使われることになっていた。

しかし２０１０年10月、米食品医薬品局（ＦＤＡ）はシブトラミンの米国内での販売中止を発表した。この決定は、シブトラミンの製造・販売を行う製薬メーカーであるアボット社の自主判断によるものだった。かねてから指摘されていた、心血管疾患リスクの増加などを懸念してのものだ。

欧州医薬品庁（ＥＭＡ）はそれ以前の２０１０年１月に同薬の承認中止を決定している。日本ではエーザイが２００７年に国内での製造販売を申請していたが、同年10月末に申請を取り下げるとともに、開発中止を決定した。

こうした動きの背景にあるのは、ヨーロッパで行われた臨床試験である。シブトラミンを投与した群において、非致死性心筋梗塞、非致死性脳卒中、1回の蘇生術を必要とする心停止が報告されたのだ。死亡リスクはプラセボ（偽薬）群に比べて16％増加したが、体重減少については2・5％の効果しか認められなかったという。シブトラミンの心臓や血管系に対する悪影響のリスクには深刻な問題がある一方で、体重減少による健康上のメリットはそれを超えるものとはならないと考えられたことになる。

こうして現在では、食欲抑制薬として認められているのはマジンドールのみとなった。この薬物は肥満度70％以上、BMI35以上の高度肥満者に対してのみ保険適応になる。これにもシブトラミンに似たところがあり、脳内でのアドレナリン、ドーパミン、セロトニンの神経末端による再取り込みの抑制と、摂食中枢への作用により、食欲抑制と代謝促進が起こり体重が減少する。マジンドールも覚醒剤に似た部分があり、依存性が起こることがある恐ろしい薬物でもある。したがって投与は3ヵ月が限度である。依存性のほかにも、まれに肺高血圧症や各種精神神経症状といった重要な副作用をきたすこともある。

このように、食欲を抑制する薬物にはさまざまなリスクがあり、安全性にも問題がある。とくに精神神経症状には注意が必要だ。逆に、抗うつ薬など、精神疾患の治療薬によって、食欲に深刻な影響が出る場合もある。食欲と精神機能は表裏一体なのである。まだまだ安全に食欲を薬物でコントロールすることは難しいというのが現状だ。

開発が期待される食欲抑制薬

これまでも述べてきたように、視床下部には食欲を抑制する作用をもつ物質がたくさんある。αMSH、CART、CRHなどだが、これらは神経ペプチドであって、通常の方法で投与しても効果はない。経口で投与すればたちどころに消化管で分解されてしまうし、静脈注射をしても血液中で急速に分解されるうえ、血液脳関門に阻まれて作用部位である脳に到達できないからだ。したがって、これらのペプチドをそのまま治療に応用することはできない。しかし、これらの物質と同じはたらきをもつ低分子量化合物（これらのペプチドの受容体に作用する物質、つまり作動薬＝アゴニスト）を薬物として開発すれば、食欲を抑制できる可能性はある。

ただし、これらは食欲の抑制以外にもさまざまな作用をもっているので、副作用に気をつけなくてはならない。たとえばCRHは、ACTHという物質を脳下垂体から放出するため、副腎皮質から糖質コルチコイドと呼ばれるステロイドホルモンの放出が促進される。この物質には免疫抑制や糖代謝への作用など、さまざまな問題に結びつく作用があるので、CRHのアゴニストを食欲抑制薬として使うのは難しいであろう。

しかしαＭＳＨは比較的、はたらきが食欲のコントロールに限られている物質であるため、アゴニストをつくれば食欲のみを特異的に抑制できる可能性は高く、研究をしているメーカーも多い。

一方、もともとは食欲を促進させる物質であっても、それらから食欲を抑制する物質を開発することができる。その物質の拮抗薬をつくればよいのだ。ＮＰＹ、オレキシン、ＭＣＨ、グレリン、ＱＲＦＰなどがその候補である。拮抗薬は原理的に作動薬よりも開発がしやすいことも追い風だ。ただし、問題もある。「食欲の促進」という機能は動物の生存のきわめて本質的なものであるため、複数の物質が冗長的にはたらいている。いわば、誤作動や障害などが発生した際はその被害を最小限にとどめる「フェールセーフ」のメカニズムをもっているのだ。実際、マウスにおいてはこれらの物質をつくる遺伝子を完全に壊してしまっても、食欲に与える影響はごく小さなものでしかない。したがって、これらの拮抗薬をつくってもあまり効かない可能性も高いのである。そのなかでは、いまのところマウスでの話ではあるが、単独の欠損で摂食量が減るＭＣＨやＱＲＦＰに対する拮抗薬は期待できる。

しかし、これら神経ペプチドをターゲットとした治療薬はまだまだ基礎研究の段階であり、実用化に向けては数々の障壁を乗り越える必要がある。シブトラミンのように、実用化のあとに発売中止になる例もある。中枢に作用する薬物だけに、どんな副作用があるかについてきわめて慎重に調べる必要があるのだ。

胃バイパス手術

食欲のコントロールは、ときに外科治療の対象にさえなる。いや、極度の肥満が多い米国では、ルーワイ胃バイパス手術はもはや標準的な治療法となっている（図８－１）。腹腔鏡（内視鏡）でルーワイ胃バイパスを行うことも多くなっている。いずれにしても①胃の容量を小さくしてしまうことにより、少量の摂取で満腹感を得られるようにして食事摂取量を制限する、②吸収を悪くすることによってエネルギーの取り込みを減らす、という2本立ての考え方である。米国では１９９９年から２００７年までの８年間で胃バイパス手術の症例は10倍に増えていて、現在では減量手術の約8割がこの手術となっている。

この胃バイパス手術では、１年間で超過体重の77％程度を減量できる。10年以上をフォローした報告でも、超過体重の60％減を維持できているという。また、糖尿病の改善効果は、食事制限（ダイエット）で同等の体重を落とした場合よりも大きいという報告もある。一方では、消化吸収が制限されるため、鉄やカルシウム、ビタミンの欠乏が生じ、これらの内服が必要になるほか、胃の貯留機能が低下して食物が小腸へ急に下りるために、食後の不快感を呈する「ダンピング症候群」を起こす可能性がある。

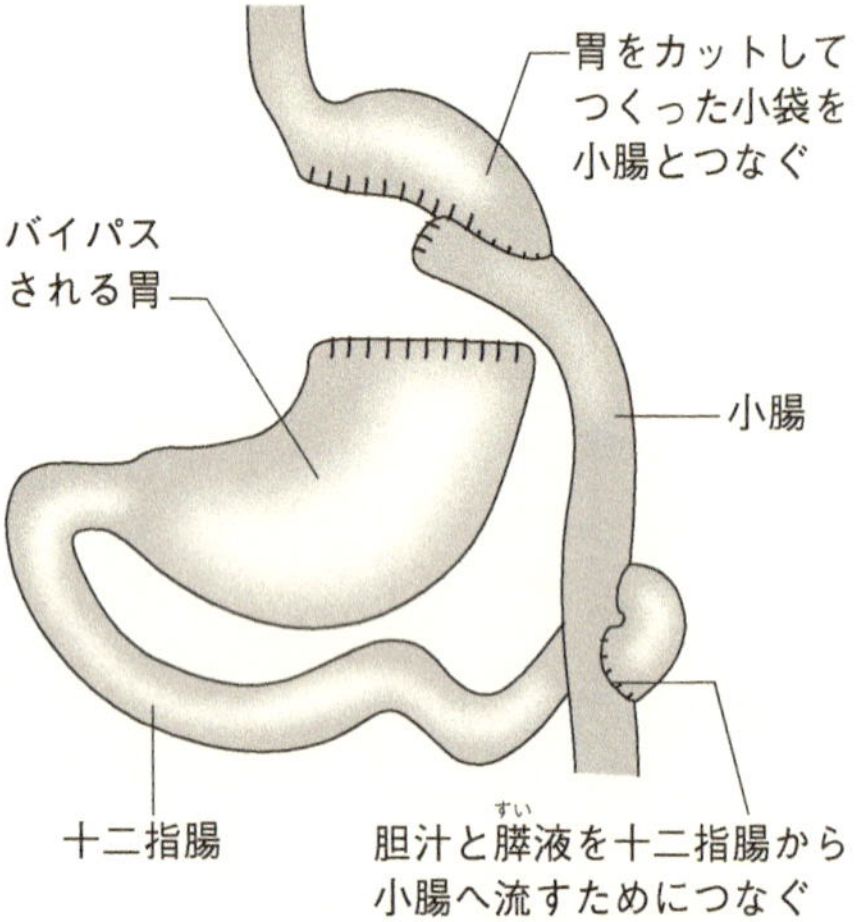

図8－1　ルーワイ胃バイパス手術の手順

ほかには、腹腔鏡下胃緊縛法という外科治療がある。この治療法は、バンドを使って胃の上部を締めつけ、胃を2つの部分——上方の小さな部分と下方の大きな部分に分けるというものだ。上方の小さな胃の部分が満たされると満腹感をおぼえ、食欲を制御することができる。手術によりバンドを取り除けば手術前に戻せるほか、通常の方法で胃や胆道の内視鏡検査ができるというメリットもある。術後の体重減少は20～60％だという。

近年は、胃にペースメーカーのように微弱電流を流すことによって満腹感を得られるようにする装置も開発されている。胃に分布する迷走神経は満腹感を脳に伝えるはたらきもしているため、これを刺激しようというものだ。まだ症例数が少なく、今後の臨床治験の結果が待たれる。

脳手術による食欲の制御

近年の脳外科学の進歩が生んだ成果のひとつに脳深部刺激療法（Deep Brain Stimulation、以下ＤＢＳ）という治療法がある。脳の一部を電気的または磁気的に刺激して機能を調整し、症状の改善をはかるというものだ。従来は耐え難い痛みがある場合のみの治療法だったが、本態性振戦やジストニアといった疾患にも有効であることがわかってきた。米国を中心に強迫性障害やうつ病などの行動の問題にも効果的であるとされて研究や治験が進められ、２０００年からわが国でもパーキンソン病の治療法として保険適応が認められている。

この方法は、刺激電極を脳深部の機能異常が生じている神経核や神経線維に接するように外科手術によって埋め込み、刺激を送り込むことで神経のはたらきを調節しようとするものだ。高頻度（１３０～１６０Hz）で電気刺激するとニューロンはその刺激についていくことができなくなり、むしろ抑制されてしまう。これを利用して、過剰に活動している神経を抑制するのがこのＤＢＳの要と考えられている。

ＭＲＩ画像を用いて標的となる脳部位を確認し、定位脳手術という方法で、電極を脳に埋め込む。電極からのケーブルは首の皮膚の下を通して、患者の胸の部分に埋め込まれた刺激発生装置につながれる。患者はリモートコントローラーでスイッチのＯＮ／ＯＦＦを切り替えられるようになっている。また、医師は特殊な送受信機を用いて、刺激条件などの設定を変えることができる。

この方法を「食欲のコントロール」に使おうという大胆なアイデアが、米国のウェストバージニア大学で試みられた。

過食による肥満患者にとって、みずからの食欲をコントロールすることは脳手術をもいとわないほどの困難である。この手術を受けた患者の1人、キャロル・ポーさんは体重が220kgという高度の肥満体だった。街を歩けば、人々の好奇の視線が痛かった。自分の人生がすべて肥満に支配されているように感じられた。そこから脱却しようと、あらゆるダイエットを試したが失敗した。胃バイパス手術すら効果は小さかった。そこでDBSに賭けてみることにした。米国では2人目である。ウェストバージニア大学のグループは、DBSの対象者を胃バイパス手術などあらゆる治療で効果がなかった症例のみとしていたので、ポーさんは理想的だった。

視床下部外側野は、視床下部という小さな領域の中では比較的広い領域である。そのサイズは約6×5×3・5㎜。ここに20個以上に分化した領域があり、それぞれホルモンや体温の調節、交感神経系の制御など特有の機能を分担している。また、脳弓や視索(視神経から連続する神経線維の束)といった線維状の構造物もある。このように機能が密集した場所に電極を入れると、近くの構造物の機能にも影響を与えてしまう可能性がある。実は、この部分を電気的に壊す肥満治療法はなんと30年前にも行われていて、ある程度の効果が報告されている。そこでDBSによる外側野への高頻度の刺激は、動物実験での外側野の破壊と同様、食欲を抑制して体重減少をもたらすのではないかと期待されたのである。この治療法は３例のみがＦＤＡに承認された。
脳は痛みを感じないので、この手術は局所麻酔で行われる。つまり患者は術中、覚醒状態のまだから、視床下部に電極を挿入する際は、ほかの機能に影響を与えないように患者の様子を見たり、話を聞いたりしながら進めることができる。さらに、電気刺激をすることで満腹感が得られるかどうかも確かめられるので、正しい効果が得られるかを確認しながら正しいポジションに電極を埋め込むことができる。また、視床下部は体温調節にも密接に関わっているため、患者が「寒さ」や「暑さ」を感じているかどうかも確認し、不快感が起こらず、満腹感をもたらす場所に電極の位置決めがなされる。

ポーさんの脳に埋め込む電極の位置が決まり、手術によって埋め込みが終わると、徐々に電圧を上げていった。だが高電圧になると、彼女は不快感を訴えた。食べ過ぎのときの不快感のようなものだった。そこで、電圧はこれより若干低いレベルにセットされた。

こうして電極が埋め込まれると、３週間の回復期間をおいてから電源が入れられた。その結果、彼女は少しの食事だけで満腹感を感じられるようになった。どうしてもできなかった減量に、ついに成功したのである。

しかしポーさんの家族は、ＤＢＳによる減量の成功は必ずしも喜ばしい効果だけではないという。もともとは生き生きとして陽気な性格だった彼女が、すっかり変わってしまったというのだ。とてもおとなしくなり、活動性が低下してしまったらしい。

摂食中枢である視床下部外側野は、覚醒レベルや自律神経機能とも大いに関係している。それは摂食行動の制御と切り離せないものだからだ。食欲を感じるとき、私たちはハイになり、活発になる。満腹になれば活動性は下がる。ポーさんは健康と引きかえに、陽気な性格と活動性を失ってしまったことになる。それに引きかえ体重の低下は、実は期待したほどではなかった。視床下部外側野の機能を抑えると食欲が低下するだけでなく、基礎代謝も低下してしまうからだ。それでも最大のコンプレックスを解消できた彼女は、DBSの電源を切ることはしたくないという。食欲とは、性格や人格までをも包括したものであることがよくわかると思う。彼女の体重は2009年には当初の半分である110kg程度になったという。

DBSによる食欲コントロールが可能な脳部位としては、視床下部外側野のほかにも満腹中枢である腹内側核や、報酬系の中心に位置する側坐核が考えられる。今後も脳外科手術による食欲コントロールは盛んになるかもしれないが、気づかなかった問題があとで発覚する可能性は残されている。いまはもう少し研究と症例数、そして経過観察が必要であろう。ただ、DBSは破壊手術と異なり、重篤な副作用が生じたら電源を切って電気刺激を止めれば元に戻せるところに利点はある。

この章では、本来は視床下部などで制御されている食欲を人工的に操作する方法を見てきた。肥満が問題となる現代では、こうした方法がどんどん重要になっていくだろう。もちろん、食欲を高める必要がある場合も多い。神経性食欲不振症（拒食症）やがんなどの慢性疾患における食欲不振の場合である。将来、われわれは食欲や体重を自由にコントロールすることができるようになるのかもしれない。

しかし、生命維持に深く結びつく食欲という機能を操作することが、感情や気分、代謝などさまざまな機能にどのように影響するかということには、慎重に配慮しなければならない。

おわりに

「食」という字は、「人」を「良」くすると書く。空腹でイライラした気分も、食べればおおらかになる。ヒトにとって「食」とは、精神と密接に結びついたものである。

食欲、性欲、睡眠欲、集団欲といった基本的欲求のなかでも食欲は、もっとも中心的な機能を果たしているといってもいい。生物は食物としてエネルギーをとりこまないかぎり生きてはいけないからだ。だから本書で見てきたように、脳内で「食べたい」という欲求をつくり出す報酬系は視床下部から直接にコントロールされて、食べることに飽きてしまうことがないよう強力にサポートされている。「食」こそは、報酬の原点なのだ。これはつねに飢えにさらされ続けてきた動物にとって、必然の進化だった。

しかし、文明を手にしたわれわれ人類の暮らしは、いまや彩《いろ》とりどりの食べ物にあふれている。その限りない欲望と探求心のまま、さまざまな食材が食卓に供され、世界各国でバラエティに富んだ食文化がはぐくまれている。この飽食の時代に、生物史のタイムスケールではついこの間までの飢餓の時代に対応してきた生体システムは対応できるはずもなかった。野生動物には肥満はないが、人間には肥満がある。「食」がエネルギーの補充のためではなく「よりおいしいものを」という報酬の側面を強めたとき、そしてリスクなく食べ物を食べられるようになったとき、食欲は制御することが難しい魔物になってしまったのかもしれない。

　メタボリックシンドロームの脅威、増加する一方の神経性食欲不振症（拒食症）をはじめとする摂食障害。食生活の変化に生物学的な変化が追いつかず、ヒトにはいま、生物の進化史のなかで前代未聞の危機が訪れているといってもよい。それは「食べられる」ことの幸せをかえりみることが少なくなったヒトへの、痛烈なしっぺ返しなのだろうか。

　本書で紹介したさまざまな知見は、食欲という魔物を科学の力で解明しようと挑んできた研究者たちの苦闘の成果である。読者のみなさんが、堅苦しいことは抜きにその歴史を楽しんでいただけたのであれば幸いである。そして、本来、私たちが生きるための、そしてよりよく生きるためのすばらしい機能である食欲について、見つめなおしていただく機会としていただければ、これ以上の喜びはない。

2012年10月吉日

櫻井　武

参考文献

●第1章

・Hetherington, A. W. & Ranson, S. W. The spontaneous activity and food intake of rats with hypothalamic lesions. Am J Physiol 136, 609-617（1942).
・Anand, B. K. & Brobeck, J. R. Hypothalamic control of food intake in rats and cats. Yale J Biol Med 24, 123-140（1951).
・Hervey, G. R. The effects of lesions in the hypothalamus in parabiotic rats. J Physiol 145, 336-352（1959).
・Kennedy, G. C. The role of depot fat in the hypothalamic control of food intake in the rat. Proc R Soc Lond B Biol Sci 140, 578-596（1953).
・Mayer, J. Regulation of energy intake and the body weight: the glucostatic theory and the lipostatic hypothesis. Ann N Y Acad Sci 63, 15-43（1955).
・Oomura, Y., Ono, T., Ooyama, H. & Wayner, M. J. Glucose and osmosensitive neurones of the rat hypothalamus. Nature 222, 282-284（1969).
・Oomura, Y., Ooyama, H., Sugimori, M., Nakamura, T. & Yamada, Y. Glucose inhibition of the glucose-sensitive neurone in the rat lateral hypothalamus. Nature 247, 284-286（1974).
・Rolls, E. T., Burton, M. J. & Mora, F. Hypothalamic neuronal responses associated with the sight of food. Brain Res 111, 53-66（1976).

●第2章

・Ingalls, A. M., Dickie, M. M. & Snell, G. D. Obese, a new mutation in the house mouse. Obes Res 4, 101（1996).
・Coleman, D. L. Obese and diabetes: two mutant genes causing diabetes-obesity syndromes in mice. Diabetologia 14, 141-148（1978).
・Coleman, D. L. & Hummel, K. P. Effects of parabiosis of normal with genetically diabetic mice. Am J Physiol 217, 1298-1304（1969).
・Coleman, D. L. Effects of parabiosis of obese with diabetes and normal mice. Diabetologia 9, 294-298（1973).
・Straus, E. & Yalow, R. S. Cholecystokinin in the brains of obese and nonobese mice. Science 203, 68-69（1979).
・Bahary, N., Leibel, R. L., Joseph, L. & Friedman, J. M. Molecular mapping of the mouse db mutation. Proc Natl Acad Sci U S A 87, 8642-8646（1990).
・Halaas, J. L. et al. Weight-reducing effects of the plasma protein encoded by the obese gene. Science 269, 543-546（1995).
・Pelleymounter, M. A. et al. Effects of the obese gene product on body weight regulation in ob/ob mice. Science 269, 540-543（1995).
・Campfield, L. A., Smith, F. J., Guisez, Y., Devos, R. & Burn, P. Recombinant mouse OB protein: evidence for a peripheral signal linking adiposity and central neural networks. Science 269, 546-549（1995).
・Montague, C. T. et al. Congenital leptin deficiency is associated with severe early-onset obesity in humans. Nature 387, 903-908, doi:10.1038/43185（1997).
・Ozcan, L. et al. Endoplasmic reticulum stress plays a central role in development of leptin resistance. Cell Metab 9, 35-51, doi:10.1016/j.cmet.2008.12.004（2009).

●第3章

・Tartaglia, L. A. et al. Identification and expression cloning of a leptin

receptor, OB-R. Cell 83, 1263-1271 (1995).
- Chen, H. et al. Evidence that the diabetes gene encodes the leptin receptor: identification of a mutation in the leptin receptor gene in db/db mice. Cell 84, 491-495 (1996).
- Stephens, T. W. et al. The role of neuropeptide Y in the antiobesity action of the obese gene product. Nature 377, 530-532, doi:10.1038/377530a0 (1995).
- Erickson, J. C., Hollopeter, G. & Palmiter, R. D. Attenuation of the obesity syndrome of ob/ob mice by the loss of neuropeptide Y. Science 274, 1704-1707 (1996).
- Erickson, J. C., Clegg, K. E. & Palmiter, R. D. Sensitivity to leptin and susceptibility to seizures of mice lacking neuropeptide Y. Nature 381, 415-421, doi:10.1038/381415a0 (1996).
- Morgan, W. C. The relation of the lethal yellow (Ay) gene to pulmonary tumor formation and obesity in an inbred strain of mice. J Natl Cancer Inst 11, 263-268 (1950).
- Fan, W., Boston, B. A., Kesterson, R. A., Hruby, V. J. & Cone, R. D. Role of melanocortinergic neurons in feeding and the agouti obesity syndrome. Nature 385, 165-168, doi:10.1038/385165a0 (1997).
- Jackson, R. S. et al. Obesity and impaired prohormone processing associated with mutations in the human prohormone convertase 1 gene. Nat Genet 16, 303-306, doi:10.1038/ng0797-303 (1997).
- Krude, H. et al. Severe early-onset obesity, adrenal insufficiency and red hair pigmentation caused by POMC mutations in humans. Nat Genet 19, 155-157, doi:10.1038/509 (1998).
- Linhart, K. B. & Majzoub, J. A. Pomc knockout mice have secondary hyperaldosteronism despite an absence of adrenocorticotropin. Endocrinology 149, 681-686, doi:10.1210/en.2006-1136 (2008).
- Huszar, D. et al. Targeted disruption of the melanocortin-4 receptor results in obesity in mice. Cell 88, 131-141 (1997).
- Ollmann, M. M. et al. Antagonism of central melanocortin receptors in vitro and in vivo by agouti-related protein. Science 278, 135-138 (1997).
- van de Wall, E. et al. Collective and individual functions of leptin receptor modulated neurons controlling metabolism and ingestion. Endocrinology 149, 1773-1785, doi:10.1210/en.2007-1132 (2008).
- Spanswick, D., Smith, M. A., Groppi, V. E., Logan, S. D. & Ashford, M. L. Leptin inhibits hypothalamic neurons by activation of ATP-sensitive potassium channels. Nature 390, 521-525, doi:10.1038/37379 (1997).
- Douglass, J. & Daoud, S. Characterization of the human cDNA and genomic DNA encoding CART: a cocaine- and amphetamine-regulated transcript. Gene 169, 241-245 (1996).
- Aponte, Y., Atasoy, D. & Sternson, S. M. AGRP neurons are sufficient to orchestrate feeding behavior rapidly and without training. Nat Neurosci 14, 351-355, doi:nn.2739 [pii]
10.1038/nn.2739 (2011).
- Ghamari-Langroudi, M. & Cone, R. D. Shining a light on energy homeostasis. Cell Metab 13, 235-236, doi: S 1550-4131 (11) 00051-9 [pii]
10.1016/j.cmet.2011.02.007 (2011).

・Dhillon, H. et al. Leptin directly activates SF1 neurons in the VMH, and this action by leptin is required for normal body-weight homeostasis. Neuron 49, 191-203, doi:10.1016/j.neuron.2005.12.021 (2006).
・Bingham, N. C., Anderson, K. K., Reuter, A. L., Stallings, N. R. & Parker, K. L. Selective loss of leptin receptors in the ventromedial hypothalamic nucleus results in increased adiposity and a metabolic syndrome. Endocrinology 149, 2138-2148, doi:10.1210/en.2007-1200 (2008).
・Yamanaka, A. et al. Hypothalamic orexin neurons regulate arousal according to energy balance in mice. Neuron 38, 701-713 (2003).
・Hommel, J. D. et al. Leptin receptor signaling in midbrain dopamine neurons regulates feeding. Neuron 51, 801-810, doi: S0896-6273 (06) 00645-3 [pii] 10.1016/j.neuron.2006.08.023 (2006).
・Parton, L. E. et al. Glucose sensing by POMC neurons regulates glucose homeostasis and is impaired in obesity. Nature 449, 228-232, doi:10.1038/nature06098 (2007).
・Mountjoy, P. D., Bailey, S. J. & Rutter, G. A. Inhibition by glucose or leptin of hypothalamic neurons expressing neuropeptide Y requires changes in AMP-activated protein kinase activity. Diabetologia 50, 168-177, doi:10.1007/s00125-006-0473-3 (2007).
・Kojima, M. et al. Ghrelin is a growth-hormone-releasing acylated peptide from stomach. Nature 402, 656-660, doi:10.1038/45230 (1999).

●第4章

・Qu, D. et al. A role for melanin-concentrating hormone in the central regulation of feeding behaviour. Nature 380, 243-247, doi:10.1038/380243a0 (1996).
・Shimada, M., Tritos, N. A., Lowell, B. B., Flier, J. S. & Maratos-Flier, E. Mice lacking melanin-concentrating hormone are hypophagic and lean. Nature 396, 670-674, doi:10.1038/25341 (1998).
・Saito, Y., Cheng, M., Leslie, F. M. & Civelli, O. Expression of the melanin-concentrating hormone (MCH) receptor mRNA in the rat brain. J Comp Neurol 435, 26-40 (2001).
・Georgescu, D. et al. The hypothalamic neuropeptide melanin-concentrating hormone acts in the nucleus accumbens to modulate feeding behavior and forced-swim performance. J Neurosci 25, 2933-2940, doi:10.1523/JNEUROSCI.1714-04.2005 (2005).
・Sakurai, T. et al. Orexins and orexin receptors: a family of hypothalamic neuropeptides and G protein-coupled receptors that regulate feeding behavior. Cell 92, 1 page following 696 (1998).
・Chemelli, R. M. et al. Narcolepsy in orexin knockout mice: molecular genetics of sleep regulation. Cell 98, 437-451, doi:10.1016/S0092-8674 (00) 81973-X (1999).
・Lin, L. et al. The sleep disorder canine narcolepsy is caused by a mutation in the hypocretin (orexin) receptor 2 gene. Cell 98, 365-376 (1999).
・Sakurai, T. et al. Input of orexin/hypocretin neurons revealed by a genetically encoded tracer in mice. Neuron 46, 297-308, doi: S0896-6273 (05) 00205-9 [pii]
10.1016/j.neuron.2005.03.010 (2005).
・Yamanaka, A. et al. Hypothalamic orexin neurons regulate arousal according

to energy balance in mice. Neuron 38, 701-713 (2003).
・Harris, G. C., Wimmer, M. & Aston-Jones, G. A role for lateral hypothalamic orexin neurons in reward seeking. Nature 437, 556-559, doi:10.1038/nature04071 (2005).
・Jiang, Y. et al. Identification and characterization of a novel RF-amide peptide ligand for orphan G-protein-coupled receptor SP9155. J Biol Chem 278, 27652-27657, doi:10.1074/jbc.M302945200 (2003).
・Takayasu, S. et al. A neuropeptide ligand of the G protein-coupled receptor GPR103 regulates feeding, behavioral arousal, and blood pressure in mice. Proc Natl Acad Sci U S A 103, 7438-7443, doi:10.1073/pnas.0602371103 (2006).
・Sakurai, T. The neural circuit of orexin (hypocretin): maintaining sleep and wakefulness. Nat Rev Neurosci 8, 171-181, doi:10.1038/nrn2092 (2007).
・Minokoshi, Y. et al. AMP-kinase regulates food intake by responding to hormonal and nutrient signals in the hypothalamus. Nature 428, 569-574, doi:10.1038/nature02440 (2004).

●第5章

・Frank, S. et al. Leptin Therapy in a Congenital Leptin-Deficient Patient Leads to Acute and Long-Term Changes in Homeostatic, Reward, and Food-Related Brain Areas. J Clin Endocrinol Metab, doi:10.1210/jc.2010-2713 (2011).
・Farooqi, I. S. et al. Leptin regulates striatal regions and human eating behavior. Science 317, 1355, doi:1144599 [pii]
10.1126/science.1144599 (2007).
・Palmiter, R. D. Is dopamine a physiologically relevant mediator of feeding behavior? Trends Neurosci 30, 375-381, doi: S 0166-2236 (07) 00133-6 [pii]
10.1016/j.tins.2007.06.004 (2007).
・Sakurai, T. et al. Orexins and orexin receptors: a family of hypothalamic neuropeptides and G protein-coupled receptors that regulate feeding behavior. Cell 92, 573-585 (1998).
・Sakurai, T. The neural circuit of orexin (hypocretin): maintaining sleep and wakefulness. Nat Rev Neurosci 8, 171-181, doi:10.1038/nrn2092 (2007).

●第6章

・Colman RJ, Anderson RM, Johnson SC, Kastman EK, Kosmatka KJ, et al. (2009) Caloric restriction delays disease onset and mortality in rhesus monkeys. Science 325: 201-204.
・Mattison JA, Roth GS, Beasley TM, Tilmont EM, Handy AM, et al. (2012) Impact of caloric restriction on health and survival in rhesus monkeys from the NIA study. Nature 489: 318-321.
・Hotamisligil, G. S., Shargill, N. S., Spiegelman, B. M. Adipose expression of tumor necrosis factor-alpha: direct role in obesity-linked insulin resistance. Science 259: 87-91 (1993).
・Zhang, Y., Proenca, R., Maffei, M., Barone, M., Leopold, L. et al. Positional cloning of the mouse obese gene and its human homologue. Nature 372: 425-432 (1994).
・Purkayastha, S., Zhang, G., Cai, D. Uncoupling the mechanisms of obesity and hypertension by targeting hypothalamic IKK-beta and NF-kappaB. Nature medicine 17: 883-887 (2011).
・Suematsu, H., Kuboki, T., Itoh, T. Statistical studies on the prognosis of

anorexia nervosa. Psychother Psychosom 43: 104-112 (1985).

●第7章

・Mieda M, Williams SC, Sinton CM, Richardson JA, Sakurai T, et al. (2004) Orexin neurons function in an efferent pathway of a food-entrainable circadian oscillator in eliciting food-anticipatory activity and wakefulness. The Journal of neuroscience : the official journal of the Society for Neuroscience 24: 10493-10501.
・Mistlberger RE, Yamazaki S, Pendergast JS, Landry GJ, Takumi T, et al. (2008) Comment on "Differential rescue of light- and food-entrainable circadian rhythms". Science 322: 675; author reply 675.
・Fuller PM, Lu J, Saper CB (2008) Differential rescue of light- and food-entrainable circadian rhythms. Science 320: 1074-1077.
・Yamanaka A, Beuckmann CT, Willie JT, Hara J, Tsujino N, et al. (2003) Hypothalamic orexin neurons regulate arousal according to energy balance in mice. Neuron 38: 701-713.

●第8章

・Ebihara, K., Masuzaki, H. & Nakao, K. Long-term leptin-replacement therapy for lipoatrophic diabetes. N Engl J Med 351, 615-616, doi:10.1056/NEJM200408053510623
351/6/615 [pii] (2004).
・Ozcan, L. et al. Endoplasmic reticulum stress plays a central role in development of leptin resistance. Cell Metab 9, 35-51, doi: S1550-4131 (08) 00389-6 [pii]
10.1016/j.cmet.2008.12.004 (2009).
・Sturm, R. Increases in morbid obesity in the USA: 2000-2005. Public Health 121, 492-496, doi: S0033-3506 (07) 00012-1 [pii]
10.1016/j.puhe.2007.01.006 (2007).
・Plum, L. et al. Comparison of glucostatic parameters after hypocaloric diet or bariatric surgery and equivalent weight loss. Obesity (Silver Spring), doi:oby2011134 [pii]
10.1038/oby.2011.134 (2011).
・Mathus-Vliegen, E. M. Long-term weight loss after bariatric surgery in patients visited at home outside the study environment. Obes Surg 16, 1508-1519, doi:10.1381/096089206778870003 (2006).
・Quaade, F., Vaernet, K. & Larsson, S. Stereotaxic stimulation and electrocoagulation of the lateral hypothalamus in obese humans. Acta Neurochir (Wien) 30, 111-117 (1974).
・McFerran, B., Dahl, D. W., Fitzsimons, G. J. & Morales, A. C. I'll Have What She's Having: Effects of Social Influence and Body Type on the Food Choices of Others. J Consumer Res 36, 915-929 (2009).
・Narumi, T. Ban, Y., Kajinami, T., Tanikawa, T., Hirose, M. Augmented Perception of Satiety:Controlling Food Consumption by Changing Apparent Size of Food with Augmented Reality. Proceedings of the SIGCHI Conference on Human Factors in Computing Systems 109-118 (2012)

MRI　105
MSニューロン　121
NAD　130
NPY　65
NPYニューロン　65
NPY／AGRP／GABAニューロン　71
OB遺伝子　37
ob遺伝子　37
ob/obマウス　38
PAI-1　139
PC1　69
PET　105
POMC　69
POMCニューロン　70
POMC／CARTニューロン　72
PYY　79
SF-1　76
SRED　114
QRFP　84,94
QRFP作動性ニューロン　95
TRH　98
TSH　98
TNF（腫瘍壊死因子）α　138,165
αメラノサイト刺激ホルモン　67
αMSH　67,84

【や行】

柳沢正史　88
ヤロー　43
陽電子放出断層撮影　105

【ら行】

ラスカー賞　34
ランソン　20
リーサル・イエロー　67
リポスタット　26,62
リポスタティック・セオリー　27,62
ルーワイ胃バイパス手術　181
（ルディ・）レイベル　26,43
レジスチン　139
レプチン　34,47,59,107,174
レプリン欠損症　50,106
レプチン受容体　61
レプチン抵抗性　52,175

【アルファベット】

ACTH　98
AGRP　71
AMPキナーゼ　100
BMI　131
BOLD信号　105
CART　72
CRH　98
DBS　183
DB遺伝子　61
db/dbマウス　38,61
FDA　177
fMRI　106
GABA　71
GLP－1　79
GnRH　99
GOAT　80
Gタンパク質　89
Gタンパク質共役型受容体　89
In situハイブリダイゼーション　62
MCH　84
MCH作動性ニューロン　86
MCH2受容体　88
MCP－1　140
MC1受容体　68
MCH1受容体　86
MCH1受容体拮抗薬　87
MC4受容体　68

1型　139
フラミンガム心臓研究　151
(ジェフリー・) フリードマン　34,43
プロインスリン　69
プロオピオメラノコルチン　69
プロスタグランジン　165
プロセッシング　53
ブロベック　20
プロホルモン変換酵素1　69
分極　31
ベータ細胞　58
米食品医薬品局　177
併体結合　24,40
ヘザリントン　20
別腹　166
ペプチド　43
ペプチドホルモン　79
ヘモグロビン　105
扁桃体　97,106,124,169
(キャロル・) ポー　184
報酬　86,108
報酬系　86,93,107,109
報酬予測誤差　110,166

【ま行】

マクロファージ　136
マジンドール　177
松澤祐次　138
マラトス＝フライヤー　85
満腹中枢　21
満腹ニューロン　29,78
ミニョー　91
箕越靖彦　100
味蕾　167
ミレニアム・ファーマシューティカルズ社　61
夢中遊行　114
夢遊病　114
メイヤー　27
メタボリックシンドローム　129
メッセンジャーRNA　46
メラニン凝集ホルモン　84
メラニン細胞　68
モチベーション　108
モノアミン　112
モノアミン作動性ニューロン　123
モリス　142

【な行】

ナルコレプシー　90
二次ニューロン　83
二重中枢説　22,64
ニューロペプチドY　65
ニューロン　27,30
ネガティブフィードバック　58
脳幹　75,104
脳室　64,121
脳深部刺激療法　181
脳脊髄液　64
ノルアドレナリン　123

【は行】

ハーヴィ　24
（ネイサン・）バーリー　45
バイオインフォマティクス　94
背側線条体　113
背内側核　64
白色脂肪組織　51
発火　31
発現クローニング　61
パブロフ　170
パブロフの犬　169
腹時計　159
パラビオーシス　24,40
（リチャード・）パルミッター　65
ハワード・ヒューズ研究所　48
ハングリー精神　21,109
ヒスタミン　123,157
肥満　22,129
肥満遺伝子　37
肥満症　134
（ジェームズ・）ファウラー　151
フェールセーフ　180
賦活　106
腹腔鏡下胃緊縛法　182
副腎皮質刺激ホルモン　98
副腎皮質刺激ホルモン放出ホルモン　98
腹側線条体　113
腹側被蓋野　64,75,93,107,111
腹内側核　20,63
船橋徹　138
不妊症　37
プラスミノーゲン・アクチベーター・インヒビター

ストレス　98
（ブルース・）スピーゲルマン　138
生活習慣病　135
性腺刺激ホルモン産生ニューロン　100
性腺刺激ホルモン放出ホルモン　99
成長ホルモン　80
生理活性ペプチド　43,89
摂食中枢　21
セットポイント　16
セロトニン　123
（シャーリーズ・）セロン　14
前駆体　69
線条体　113
全身性脂肪萎縮性糖尿病　175
前頭前野　106,110,124
前頭葉　104
側坐核　86,95,104,107,111,113

【た行】

ダイエットメガネ　153
代謝　97
体重の恒常性　18
体内時計　19,160
大脳基底核　104,116
大脳皮質　116
大脳辺縁系　19,92
武田薬品　94
脱分極　31
ダンピング症候群　180
チャネルロドプシン2　74
チャン　46
中型有棘ニューロン　121
中枢性摂食異常症　143
中性脂肪　27,136
跳躍伝導　31
低位脳手術　183
低分子量化合物　177
デュアル・センター・セオリー　22,64
ドーパミン　76,111
ドーパミン作動性ニューロン　83,93,104,111
糖定常説　27,62
糖尿病　38
動脈硬化　139
時計遺伝子　160
トランスポーター　53
トリグリセリド　27

コカイン・アンフェタミン誘導転写産物　72
児島将康　79
コリン作動性ニューロン　122
コレシストキニン　43,79
コンディショナル・ノックアウト　70

【さ行】

サーカディアンリズム　19
サーチュイン　129
サイトカイン　136,162
サイトロピン放出ホルモン産生ニューロン　98
細胞体　30
サケ　84
サノレックス　177
寒川賢治　79
シェリング・ブラウ社　94
軸索　30
シグナルペプチド　47
視交叉上核　19,158
視索前核　99
視床　168
視床下部　18,60
視床下部外側症候群　22
視床下部腹内側症候群　22
室傍核　64,82,97
シナプス　31
シブトラミン　176
脂肪肝　138
脂肪細胞　26,46
脂肪酸　29,41
脂肪定常説　27,62
嶋田昌子　85
(イーサン・)シムズ　14
(リック・)シメリ　90
ジャクソン研究所　35
樹状突起　30
情動脱力発作　93
小胞体ストレス　53,176
食餌予知行動　158
心筋梗塞　138
神経細胞　27,30
神経性食欲不振症　143
神経性大食症　145
神経伝達物質　31
神経内分泌　83
神経分泌ニューロン　98
神経ペプチド　43,89
髄鞘　31
膵臓　58
睡眠関連摂食障害　114
睡眠時遊行症　114

【か行】

概日リズム　160
外側中隔　86
外側野　20,63,83
核磁気共鳴画像法　105
覚醒　21,91
覚醒剤　72,112,178
過食　22
過食症　145
カタプレキシー　93
活動電位　31
川内浩司　84
感覚系　92
冠動脈疾患　140
北島康介　112
機能的MRI　106
弓状核　64
狭心症　140
拒食症　144
空腹ニューロン　29,78
クラウン・ライク・ストラクチャー　140
クラミドモナス　74
（ニコラス・）クリスタキス　151
グリセロール　43
グルコース　27,78
グルコース感受性ニューロン　28,78
グルコース受容ニューロン　28,78
グルコスタティック・セオリー　27,62
グレリン　79,156
クロマチン　142
クロモソーム・マイクロダイセクション　44
血液脳関門　75
血中グルコース濃度　28
血糖値　27,78
（ゴードン・）ケネディ　26,62
（ジョー・）ゴールドスタイン　80
（ダグラス・）コールマン　36,55,61
交感神経　97
恒常性　18,58
甲状腺　98
甲状腺刺激ホルモン　98
甲状腺ホルモン　97
行動選択　95,105
酵母人工染色体ベクター　46
コカイン　72

さくいん

【あ行】

アグーチ　67
アグーチ関連タンパク質　71
アクションポテンシャル　31
アゴニスト　177
アディポカイン　136
アディポサイト　136
アディポサイトカイン　136
アディポネクチン　139
アナンド　20,28
アムジェン社　48
アルギニン　47
アンギオテンシノーゲン　139
アンフェタミン　72
意思決定　105
遺伝子改変マウス　35
遺伝マーカー　44
インスリン　29,58,68
インスリン抵抗性　138,174
イントロン　46
（マックス・）ウェーバー　104
運動学習　117
エキソン　46
エキソントラッピング　46
エピジェネティクス　142
エリ・リリー・アンド・カンパニー　65
エンドトキシン　165
大村裕　28
オレキシン　76,84,88
オレキシン作動性ニューロン　92,119,160
オレキシン２受容体　91
オライリー　49,68

N.D.C.491　202p　18cm

ブルーバックス　B-1789

食欲《しょくよく》の科学《かがく》
食べるだけでは満たされない絶妙で皮肉なしくみ

2012年10月20日　第1刷発行
2025年6月17日　第5刷発行

著者　櫻井《さくらい》　武《たけし》
発行者　篠木和久
発行所　株式会社講談社
〒112-8001 東京都文京区音羽2-12-21
電話　出版　03-5395-3524
販売　03-5395-5817
業務　03-5395-3615
印刷所　(本文表紙印刷) 株式会社KPSプロダクツ
(カバー印刷) 信毎書籍印刷株式会社
製本所　株式会社KPSプロダクツ

定価はカバーに表示してあります。

ISBN978-4-06-257789-2

発刊のことば

科学をあなたのポケットに

二十世紀最大の特色は、それが科学時代であるということです。科学は日に日に進歩を続け、止まるところを知りません。ひと昔前の夢物語もどんどん現実化しており、今やわれわれの生活のすべてが、科学によってゆり動かされているといっても過言ではないでしょう。

そのような背景を考えれば、学者や学生はもちろん、産業人も、セールスマンも、ジャーナリストも、家庭の主婦も、みんなが科学を知らなければ、時代の流れに逆らうことになるでしょう。

ブルーバックス発刊の意義と必然性はそこにあります。このシリーズは、読む人に科学的に物を考える習慣と、科学的に物を見る目を養っていただくことを最大の目標にしています。そのためには、単に原理や法則の解説に終始するのではなくて、政治や経済など、社会科学や人文科学にも関連させて、広い視野から問題を追究していきます。科学はむずかしいという先入観を改める表現と構成、それも類書にないブルーバックスの特色であると信じます。

一九六三年九月

野間省一

ブルーバックス　医学・薬学・心理学関係書（I）

921 自分がわかる心理テスト　芦原　睦／桂　戴作＝監修
1021 人はなぜ笑うのか　志水　彰／角辻　豊／中村　真
1063 自分がわかる心理テストPART2　芦原　睦＝監修
1117 リハビリテーション　上田　敏
1176 考える血管　児玉龍彦／浜窪隆雄
1184 脳内不安物質　貝谷久宣
1223 姿勢のふしぎ　成瀬悟策
1258 男が知りたい女のからだ　河野美香
1315 記憶力を強くする　池谷裕二
1323 マンガ　心理学入門　N・C・ベンソン　清水佳苗／大前泰彦＝訳
1391 ミトコンドリア・ミステリー　林　純一
1418 「食べもの神話」の落とし穴　髙橋久仁子
1427 筋肉はふしぎ　杉　晴夫
1435 アミノ酸の科学　櫻庭雅文
1439 味のなんでも小事典　日本味と匂学会＝編
1472 DNA（上）ジェームス・D・ワトソン／アンドリュー・ベリー　青木　薫＝訳
1473 DNA（下）ジェームス・D・ワトソン／アンドリュー・ベリー　青木　薫＝訳
1500 脳から見たリハビリ治療　久保田競／宮井一郎＝編著
1504 プリオン説はほんとうか？　福岡伸一
1531 皮膚感覚の不思議　山口　創
1551 現代免疫物語　岸本忠三／中嶋　彰
1626 進化から見た病気　栃内　新
1633 新・現代免疫物語「抗体医薬」と「自然免疫」の驚異　岸本忠三／中嶋　彰
1647 インフルエンザ　パンデミック　河岡義裕／堀本研子
1662 老化はなぜ進むのか　近藤祥司
1695 ジムに通う前に読む本　桜井静香
1701 光と色彩の科学　齋藤勝裕
1724 ウソを見破る統計学　神永正博
1727 iPS細胞とはなにか　朝日新聞大阪本社科学医療グループ
1730 たんぱく質入門　武村政春
1732 人はなぜだまされるのか　石川幹人
1761 声のなんでも小事典　和田美代子　米山文明＝監修
1771 呼吸の極意　永田　晟
1789 食欲の科学　櫻井　武
1790 脳からみた認知症　伊古田俊夫
1792 二重らせん　ジェームス・D・ワトソン　江上不二夫／中村桂子＝訳
1800 ゲノムが語る生命像　本庶　佑
1801 新しいウイルス入門　武村政春
1807 ジムに通う人の栄養学　岡村浩嗣
1811 栄養学を拓いた巨人たち　杉　晴夫
1812 からだの中の外界　腸のふしぎ　上野川修一
1814 牛乳とタマゴの科学　酒井仙吉

ブルーバックス　医学・薬学・心理学関係書（II）

1820	リンパの科学	加藤征治
1830	単純な脳、複雑な「私」	池谷裕二
1831	新薬に挑んだ日本人科学者たち	塚﨑朝子
1842	記憶のしくみ（上）	ラリー・R・スクワイア／エリック・R・カンデル　小西史朗／桐野　豊＝監修
1843	記憶のしくみ（下）	ラリー・R・スクワイア／エリック・R・カンデル　小西史朗／桐野　豊＝監修
1853	図解　内臓の進化	岩堀修明
1859	放射能と人体	落合栄一郎
1874	もの忘れの脳科学	苧阪満里子
1889	社会脳からみた認知症	伊古田俊夫
1896	新しい免疫入門	審良静男／黒崎知博
1923	コミュ障　動物性を失った人類	正高信男
1929	心臓の力	柿沼由彦
1931	薬学教室へようこそ	二井將光＝編著
1943	神経とシナプスの科学	杉　晴夫
1945	芸術脳の科学	塚田　稔
1952	意識と無意識のあいだ	マイケル・コーバリス　鍛原多惠子＝訳
1953	自分では気づかない、ココロの盲点　完全版	池谷裕二
1954	発達障害の素顔	山口真美
1955	現代免疫物語ｂｅｙｏｎｄ	岸本忠三／中嶋　彰
1956	コーヒーの科学	旦部幸博
1964	脳からみた自閉症	大隅典子
1968	脳・心・人工知能	甘利俊一
1976	不妊治療を考えたら読む本	浅田義正　河合　蘭
1978	カラー図解　はじめての生理学　上　動物機能編	田中（貴邑）冨久子
1979	カラー図解　はじめての生理学　下　植物機能編	田中（貴邑）冨久子
1988	40歳からの「認知症予防」入門	伊古田俊夫
1994	つながる脳科学	理化学研究所・脳科学総合研究センター＝編
1996	体の中の異物「毒」の科学	小城勝相
1997	欧米人とはこんなに違った日本人の「体質」	奥田昌子
2007	痛覚のふしぎ	伊藤誠二
2013	カラー図解　新しい人体の教科書（上）	山科正平
2024	カラー図解　新しい人体の教科書（下）	山科正平
2025	アルツハイマー病は「脳の糖尿病」	鬼頭昭三／新郷明子
2026	睡眠の科学　改訂新版	櫻井　武
2029	生命を支えるＡＴＰエネルギー	二井將光
2034	ＤＮＡの98％は謎	小林武彦
2050	世界を救った日本の薬	塚﨑朝子

2054 もうひとつの脳　R・ダグラス・フィールズ　小西史朗＝監訳　小松佳代子＝訳
2057 分子レベルで見た体のはたらき　平山令明
2062 「がん」はなぜできるのか　国立がん研究センター研究所＝編
2064 心理学者が教える　読ませる技術　聞かせる技術　海保博之
2073 「こころ」はいかにして生まれるのか　櫻井　武
2082 免疫と「病」の科学　宮坂昌之／定岡　恵
2112 カラー図解　人体誕生　山科正平
2113 ウォーキングの科学　能勢　博
2127 カラー図解　分子レベルで見た薬の働き　平山令明
2146 ゲノム編集とはなにか　山本　卓
2151 「意思決定」の科学　川越敏司
2152 認知バイアス　心に潜むふしぎな働き　鈴木宏昭
2156 新型コロナ　7つの謎　宮坂昌之

ブルーバックス　宇宙・天文関係書

1394 ニュートリノ天体物理学入門　小柴昌俊
1487 ホーキング　虚時間の宇宙　竹内 薫
1592 発展コラム式　中学理科の教科書　第2分野（生物・地球・宇宙）　石渡正志／滝川洋二＝編
1697 インフレーション宇宙論　佐藤勝彦
1728 ゼロからわかるブラックホール　大須賀 健
1731 宇宙は本当にひとつなのか　村山 斉
1762 完全図解　宇宙手帳　渡辺勝巳／JAXA（宇宙航空研究開発機構）＝協力
1799 宇宙になぜ我々が存在するのか　村山 斉
1806 新・天文学事典　谷口義明＝監修
1861 発展コラム式　中学理科の教科書　改訂版　生物・地球・宇宙編　石渡正志／滝川洋二＝編
1887 小惑星探査機「はやぶさ2」の大挑戦　山根一眞
1905 あっと驚く科学の数字　数から科学を読む研究会
1937 輪廻する宇宙　横山順一
1961 曲線の秘密　松下泰雄
1971 へんな星たち　鳴沢真也
1981 宇宙は「もつれ」でできている　ルイーザ・ギルダー／山田克哉＝監訳／窪田恭子＝訳
2006 宇宙に「終わり」はあるのか　吉田伸夫
2011 巨大ブラックホールの謎　本間希樹
2027 重力波で見える宇宙のはじまり　ピエール・ビネトリュイ／安東正樹＝監訳／岡田好恵＝訳
2066 宇宙の「果て」になにがあるのか　戸谷友則
2084 不自然な宇宙　須藤 靖
2124 時間はどこから来て、なぜ流れるのか？　吉田伸夫
2128 地球は特別な惑星か？　成田憲保
2140 宇宙の始まりに何が起きたのか　杉山 直
2150 連星からみた宇宙　鳴沢真也
2155 見えない宇宙の正体　鈴木洋一郎
2167 三体問題　浅田秀樹
2175 爆発する宇宙　戸谷友則
2176 宇宙人と出会う前に読む本　高水裕一
2187 マルチメッセンジャー天文学が捉えた新しい宇宙の姿　田中雅臣